Idee und Umsetzung:

Konstanze Nord
aufWERTs
Coaching.Beratung.Vorträge

Jahrgang 1974
www.aufWERTs.de

Lektorat:

Michael Bergmann
Autor.Biograf.Textcoach

Jahrgang 1972
www.textnotdienst.de

Weitere erschienene Bücher:

„Mein persönliches Depressionstagebuch"
(ISBN: 9783744813839)

"

Konstanze Nord

Mutter – Kind – Kurtagebuch
mit Anregungen für eine gelungene Kurmaßnahme, Coaching-Impulsen, Kreativ-
und Tagebuchseiten zum Selbstausfüllen

Bibliografische Information der Deutschen Nationalbibliothek
Die Deutsche Nationalbibliothek verzeichnet diese Publikation in der Deutschen
Nationalbibliografie; detaillierte bibliografische Daten sind im Internet über
http://dnb.d-nb.de abrufbar.

BoD
Books on Demand GmbH
Originalausgabe
1. Auflage

ISBN 9783744819077

(c) 2017 Konstanze Nord

Umschlaggestaltung, Herstellung und Verlag
BoD - Books on Demand, Norderstedt

Printed in Germany

(Kein) Inhaltsverzeichnis

Aufgrund der Fülle an Inspirationen, Informationen und des Raumes für eigene Gedanken in diesem Buch, habe ich an dieser Stelle auf ein klassisches Inhaltsverzeichnis verzichtet.

Sie finden zu Beginn des Buches ein paar persönliche Zeilen von mir an Sie, gefolgt von 10 Tipps für Ihren Kurerfolg und einige informative Seiten in Bezug auf Ihre Kurvorbereitung, die Sie zum Teil selbst füllen können. Nehmen Sie sich gerade für diesen ersten Teil etwas Zeit, da eine gute Kurvorbereitung wesentlich zu einer rundum gelungenen Kurmaßnahme beitragen kann.

Für die Zeit nach der Ankunft in der Kur finden Sie in diesem Buch Raum dafür, festzuhalten, wie es Ihnen geht und was Sie erlebt haben. Nach jeweils sieben Tagen finden Sie einen Wochenrückblick sowie Platz für Fotos oder Bilder die Sie mit Ihren Kindern (aus)malen können. Außerdem finden Sie zwischen den Wochenseiten ein paar Impulse, die nicht nur für Ihren Kuraufenthalt wertvoll sein können.

Nach der Kur ist die größte Herausforderung, die bestenfalls erreichte Gelassenheit und Entspannung mit in den Alltag zu nehmen. Dieses Buch liefert Ihnen auch für diese Zeit ein paar Impulse und begleitet Sie durch Ihre ersten vier Wochen nach der Kur. Im Wochenrückblick und im Erinnerungsteil können Sie die Kur und die Rückkehr in den Alltag noch einmal Revue passieren lassen.

Am Ende des Buches finden Sie nochmals Raum für Fotos und andere Erinnerungen. Außerdem bietet sich die Möglichkeit zum Sammeln von Rezepten, Anleitungen für Sportübungen, Basteltipps und natürlich Adressen von lieb gewonnen Kontakten.

Ein kurzes Nachwort rundet Ihr Mutter (Vater) – Kind – Kurtagebuch ab.

Viel Spaß beim Stöbern und Entdecken!

Vorwort

Zuerst einmal, möchte ich Sie beglückwünschen! Sie haben die Notwendigkeit einer Mutter (Vater) – Kind – Kur erkannt oder Sie hatten gute Berater, die Sie ermutigt haben, eine solche zu machen. Sehr gut!

Hätte ich die Notwendigkeit oder den Sinn einer solchen Maßnahme eher für mich entdeckt, hätte mir das sehr gut getan. So jedoch, war mein Sohn bereits 8 Jahre alt, von denen ich 5 Jahre als alleinerziehende Mutter eine Menge an Herausforderungen zu meistern hatte, bevor gute Freunde mich dazu drängten, eine solche Kur zu machen. Eine Entscheidung die ich nie bereut habe. Ganz im Gegenteil!

Dass Sie dieses Mutter (Vater) – Kind – Kurtagebuch in den Händen halten, ist letztlich ein Ergebnis meiner eigenen Kurmaßnahme, meiner Erfahrungen und Beobachtungen, kombiniert mit meinem beruflichen Know-How als Resilienz-Coach und Vortragsrednerin sowie meinem fachlichem Wissen als studierte Sozialwirtin. Ich hätte mir ein solch nützliches Tool für meine eigene Kur gewünscht, konnte trotz zahlreicher Recherchen aber kein Vergleichbares finden.

Umso mehr hoffe ich, dass dieses Buch Ihnen ein treuer Ratgeber und Wegbegleiter vor, während und nach der Kurmaßnahme sein wird. Dafür ist es gemacht!

Halten Sie die Linien ein oder auch nicht. Schreiben Sie! Malen Sie Bilder mit ihren Kindern, kleben Sie Fotos, Ansichtskarten oder Sonstiges ein. Dieses Buch gibt Ihnen einen Rahmen vor und liefert Anregungen. Füllen Sie den Rahmen mit Farben und Leben!

Ich begleite Sie noch ein Stück weiter durch dieses Buch, wünsche Ihnen jedoch an dieser Stelle bereits alles Gute, einen guten Weg und eine gelungene Kurmaßnahme.

Herzlichst, Konstanze Nord

1. Schonen Sie Ihre Nerven und holen Sie sich für die Beantragung der Kur professionelle Hilfe. Scheuen Sie sich nicht, Fragen zu stellen, egal wie banal Ihnen diese vorkommen. Ich selbst habe den hervorragenden Service der „Kurhilfe" genossen. Es gibt eine Vielzahl an privaten, staatlichen und kirchlichen Einrichtungen, die Sie bereits bei der Beantragung unterstützen, z.B. die AWO, Caritas, Müttergenesungswerk, etc. Oft sind diese Beratungen gratis. Private Beratungsstellen berechnen möglicherweise eine geringe pauschale Aufwandsentschädigung, zeichnen sich dafür aber, nach meiner Erfahrung, durch eine hohe Flexibilität, und ein bemerkenswertes Engagement aus. Viele meiner eigenen Klienten schätzen diese entlastende und hohe Serviceorientierung sehr.

2. Wenden Sie sich vertrauensvoll an ihren Hausarzt und scheuen Sie sich nicht, ihm zu schildern, warum Sie denken, dass eine Kur für Sie hilfreich sein könnte. Je mehr Ihr Hausarzt über Ihre Lebenssituation und Ihr Befinden weiß, umso sicherer kann dieser einschätzen, ob eine Kurmaßnahme angeraten ist. An dieser Stelle möchte ich bewusst auch Frauen und Männer ermutigen sich ihrem Arzt anzuvertrauen, die sich selbst als „Stehaufmännchen" verstehen. Als ich mich meiner Hausärztin anvertraute, gehörte ich eher zu der Sorte Patienten, die erst nach einhundert gescheiterten Selbstheilungsversuchen in der Praxis „aufschlagen", wenn eigentlich schon nichts mehr geht.

3. Fragen Sie sich, ob es Sinn macht, wenn eine Person Ihres Vertrauens Sie in die Kur begleitet. Infrage kann dies kommen, wenn Sie mit mehreren Kindern oder sehr kleinen Kindern in die Kur fahren wollen. Eine Begleitung kann Ihnen den Rücken freihalten und Sie in der Kinderbetreuung unterstützen, um für Sie einen Kurerfolg sicherzustellen. Dies kann Ihr Partner/Ihre Partnerin sein, aber auch einer Ihrer Elternteile, Geschwister oder die beste Freundin/der beste Freund. Es gibt in den verschiedensten Kliniken ganz unterschiedliche Möglichkeiten, dies zu realisieren. Fragen Sie Ihre(n) Kurberater(in)!

4. Lassen Sie sich beraten, ob Ihr(e) Kind(er) Sie als Begleitkind(er) oder Therapiekind(er) begleiten sollen. Letzteres kann bei Vorliegen einer entsprechenden Indikation gut für Ihr(e) Kind(er) sein. Engagierte Kliniken können selbst nach Ihrer Anreise, für den Fall dass Ihr Kind „nur" Begleitkind ist, noch einen Antrag bei der Krankenkasse stellen. Das ergibt dann Sinn, wenn Sie ein passendes Kurangebot haben und ihr Kind von der Therapie profitieren kann.

5. Wenn Sie ein schulpflichtiges Kind haben, wenden Sie sich frühzeitig an den Klassenlehrer/ die -lehrerin und besprechen Sie, welche Aufgaben Ihr Kind während der Kur erledigen soll. Von Seiten der Schulen gibt es hier ganz unterschiedliche Verfahrensweisen. Manche LehrerInnen schicken die Aufgaben direkt an die Klinik, andere geben Ihnen diese gern mit. In jedem Fall sollten Sie nach Kurbewilligung die Klinikunterlagen genau studieren, da Sie hier in aller Regel alle wichtigen Informationen zur Kurschule finden. Ein Tipp aus Erfahrung: stellen Sie an die Kurschule keine zu hohen Ansprüche, sondern verstehen Sie diese als eine Art Grundversorgung, die sicherstellt, dass Ihr Kind nicht vollkommen dem Schulalltag entgleitet.

6. Beschäftigen Sie sich hinsichtlich der Frage nach der geeigneten Kurklinik umfassend mit sich selbst. Fragen Sie sich nach Ihren Gewohnheiten und Vorlieben. Was ist Ihnen so wichtig, dass Kompromisse nicht denkbar sind? Wo können Sie Kompromisse eingehen? Je intensiver Sie sich mit derartigen Fragen beschäftigen, umso treffsicherer kann Ihr(e) Kurberater(in) die richtige Klinik für Sie heraussuchen und somit Enttäuschungen vor Ort vermeiden.

7. In jedem Fall sollten Sie bedenken, dass Sie in eine Mutter (Vater) – Kind – Kur Einrichtung fahren. Hier gibt es folglich viele Kinder, und wo viele Kinder auf einem Haufen sind, ist es dementsprechend geräuschintensiv. Ein Dauerthema während meines Kuraufenthaltes war der Lautstärkepegel im Speisesaal. Ich war ehrlich erschrocken, wie kritisch viele Mütter sich über diesen Umstand äußerten. Mir erschien dies eigentlich vollkommen logisch. Ich kann allen nur dringend

empfehlen, sich im Vorfeld mit derartigen Umständen gedanklich zu befassen und während der Kur etwas Ruhe und Gelassenheit zu behalten. Dies kann ganz maßgeblich dazu beitragen, Sie vor Enttäuschungen zu bewahren.

8. In einer Mutter (Vater) – Kind – Kur kann man krank werden. Ja, so ist es! Auch das sollten Sie bedenken. Aber keine Panik. In einer guten Kurklinik gibt es selbstverständlich eine umfassende medizinische Versorgung. Die Krankenschwestern und Pfleger sind rund um die Uhr für Sie erreichbar. Ein Luxus, den Sie zu Hause eher weniger haben. Aus den Erfahrungen meiner eigenen Kurmaßnahme möchte ich Ihnen dringend empfehlen, die vor Ort kommunizierten Hygienemaßnahmen ernst zu nehmen. Wenn Sie es nicht selbst erlebt haben, können Sie sich nicht vorstellen, wie rasant sich in einer derartigen Einrichtung ein Magen-Darm-Virus verbreiten kann. Und wenn es Sie doch erwischt, cool bleiben! Gehen Sie mit sich selbst, Ihren Mitpatienten und der Kurklinik nicht zu streng ins Gericht. Nach 48 Stunden Quarantäne im Zimmer, in der Sie bestens versorgt werden, ist der Spuk oft schon vorbei und Ihre Kurmaßnahme kann fortgeführt werden. Zu Hause werden die Kinder ja schließlich auch krank, wenn Sie sich in der Kita oder der Schule anstecken.

9. Bedenken Sie, dass die Kurmaßnahme dafür gedacht ist, dass Sie sich einmal ganz auf sich selbst konzentrieren können. Ziel ist es nicht, mit einem Arm voll neuer Freundinnen nach Hause zu fahren. Wenn Sie wollen, wird es leicht sein Kontakte zu schließen. Aber versuchen Sie doch einmal bewusst, zuerst an sich und Ihre Kinder zu denken. Ich selbst bin schon mein ganzes Leben ein „Menschenmagnet". Immer schon, konnte ich gar nicht vermeiden, Menschen kennenzulernen und Freundschaften zu knüpfen. Für meine Kur habe ich mir bewusst vorgenommen, mich zurückzuhalten. Erstaunlicherweise hat das nicht nur gut funktioniert, sondern mir auch wirklich richtig gutgetan. Mit meiner Tischnachbarin und meiner Zimmernachbarin habe ich auch heute noch Kontakt, obwohl wir nur sehr überschaubare gemeinsame Momente in der Kur hatten.

Diese Bekanntschaften werden beflügelt von reiner Sympathie und sind mir wirklich einfach „passiert".

10. Das Klinikpersonal geht hier einem Job nach! Die Menschen um Sie herum sind eben genau das: Menschen wie Sie und ich. Vertrauen Sie darauf, dass Sie in einer guten Klinik sind, die Klinikleitung ein gutes Händchen bei der Wahl seines Personals hat und das Personal selbst gern an seinen Arbeitsplatz kommt. Bedenken Sie auch, dass jeder einmal einen schlechten Tag haben und es schwarze Schafe überall geben kann. Verallgemeinern Sie nicht, grüßen Sie freundlich – schließlich sind Sie zu Gast - und lächeln Sie! Die Macht eines Lächelns ist magisch. Dankbarkeit übrigens auch. Suchen Sie nicht nach jedem kleinen Fehler, sondern seien Sie dankbar für das, was Sie haben und kommunizieren Sie das. Sagen Sie der Putzfrau ruhig, dass Sie sich freuen, dass immer alles sauber ist, sagen Sie der Empfangsdame, dass Sie Ihre Kompetenz schätzen oder der Krankenschwester wie sehr Sie ihre sensible Art mögen, mit der Sie Ihre Kinder beruhigt. Hausmeister, Hauspersonal, Küchenteam, Therapeuten, Pädagogen, Verwaltungsmitarbeiter, Schwestern und Ärzte – eine Vielzahl an Menschen sorgt während Ihres Aufenthaltes für Ihr Wohlbefinden. Ich bin überzeugt davon, dass jeder bemüht ist, sein Bestes zu geben. Wenn Sie Kritik üben müssen, bedenken Sie „der Ton macht die Musik". Vergessen Sie nicht, am Ende einer erfolgreichen Kurmaßnahme „Danke" zu sagen. Dankbarkeit ist eine mächtige Emotion, die stets in beide Richtungen wirkt!

Danke, dass Sie mir Ihre Aufmerksamkeit geschenkt haben! Ich hoffe, Sie nehmen mir meine direkte Art nicht krumm. Es liegt mir nicht besonders, Informationen „weichzuspülen", da ich gern zum Nachdenken anregen möchte. Im weiteren Verlauf dieses Buches finden Sie Impulse und Denkanstöße, aus denen Sie vielleicht die eine oder andere Anregung mitnehmen können.

Diagnose

Meine Diagnose mit Beschreibung der wichtigsten Beschwerden und Grund für die
Beantragung der Kur:

_____

_____

_____

_____

_____

_____

_____

_____

_____

_____

_____

_____

_____

_____

_____

Name, Adresse und Telefonnummer von Haus- und Facharzt:

_____   _____

_____   _____

_____   _____

_____   _____

_____   _____

_____   _____

Kurvorbereitung

Meine Sozialversicherungsnummer: _____

Meine Krankenversicherungsnummer: _____

Anschrift der Krankenkasse: _____

_____

Ansprechpartner bei der Krankenkasse: _____

Telefonnummer des Ansprechpartners: _____

Anschrift der Kurklinik: _____

_____

_____

Sonstige wichtige Kontaktdaten:

_____   _____

_____   _____

_____   _____

_____   _____

_____   _____

_____   _____

_____

Ausweis Zuzahlungsbefreiung beantragt? ☐   Befreiungsausweis erhalten? ☐

_____

_____

_____

Was ich Ihnen als Kurberaterin mit auf den Weg geben möchte

Dieser Impuls war ursprünglich gar nicht vorgesehen. Die Arbeit an diesem Mutter (Vater)-Kind- Kurtagebuch dauert nun schon einige Monate an. In dieser Zeit habe ich im Rahmen meiner Tätigkeit als freie Kurberaterin für die Kurhilfe unzählige Gespräche mit Frauen in den unterschiedlichsten Lebenssituationen geführt. Daraus resultierend möchte ich diesen Impuls einfügen und auch bewusst Frauen ansprechen. Denn nur Frauen haben in Ihrer Rolle als Mutter offensichtlich eines gemeinsam: Sie halten ihre Erschöpfung für etwas Normales! Eindeutige Symptome einer Erschöpfung sind Ihnen gar nicht bewusst – oder schlimmer noch, sie schämen sich ihrer, da sie sie als Schwäche deuten. Und Schwäche ist in unserer Gesellschaft nicht akzeptiert. Glauben Sie diesen Quatsch wirklich?

Während des Beratungsprozesses und in Vorbereitung auf die Kur erfahre ich unglaublich viele Dinge über meine Klientinnen und Klienten. Und das, obwohl (oder vielleicht gerade weil) die Mehrheit der Beratungen telefonisch stattfinden und ich die Mehrheit meiner Klienten und Klientinnen persönlich nie kennenlerne. Ich weiß, das mir entgegengebrachte Vertrauen sehr zu schätzen und kann wirklich sagen, dass ich bis heute keine Klientin hatte, bei der es mir nicht wirklich eine Herzensangelegenheit gewesen wäre, eine Kur für sie möglich zu machen. Viele Lebensgeschichten rühren mich zutiefst und ich bin voller Respekt und Anerkennung gegenüber allen Müttern, die jeden Tag ihre Frau stehen!

Resultierend aus meiner Arbeit als Resilienz-Coach weiß ich, dass Menschen ganz unterschiedlich ausgestattet sind mit Kraftreserven, Widerstandsfähigkeit und Resilienz. Zudem haben Menschen verschiedene Strategien, um mit Herausforderungen umzugehen. Somit ist es unmöglich festzustellen, welche Portion Stress verträglich oder welche Menge an Stress ungesund ist. Ist es stressig ein Kind großzuziehen oder darf man erst mit mindestens drei Kindern für sich in Anspruch nehmen, gestresst zu sein? Die Auswirkungen von Stress und sein Erleben sind ebenso vielfältig wie der Stress selbst. Daher sollten wir uns die Auswirkungen von Stress einmal anschauen. Wie sehen typische

Erschöpfungszustände bei Müttern aus? Auch wenn im Zuge von Kurbeantragungen nicht wirklich von einem Burnout gesprochen wird, so muss man trotzdem dem Fakt ins Auge sehen, dass ein psychosomatischer Erschöpfungszustand eben genau das ist. Der Begriff Burnout kommt aus dem Englischen und beschreibt das Ausbrennen der gesamtheitlichen Energievorräte durch übermäßige Belastung. Das Burnout-Syndrom zeigt sich als Erschöpfungszustand, der sowohl die körperliche Leistungsfähigkeit als auch die mentalen Funktionen betrifft. Im aktuellen Klassifikationssystem der WHO (ICD-10) wird das Burn-out-Syndrom als Stiefkind behandelt. Es wird nicht als eigenständiges Krankheitsbild aufgeführt, sondern als „Problem mit Bezug auf Schwierigkeiten bei der Lebensbewältigung" aufgefasst. Dazu werden auch Zustände der totalen Erschöpfung gezählt.

Die Begriffe Burnout und Erschöpfungssyndrom weisen bereits im Namen auf ihre Ursache hin. Das Syndrom ist eine Folge fortgesetzter Überforderung der gesamtheitlichen Kraftreserven. Die Akkus sind leer, die Quellen der Kraft ausgebrannt. Der Krankheitsursache entsprechend, ist der Beginn des Burnout schleichend. Meist fängt es damit an, dass die Schlafqualität sinkt und der Nachtschlaf nicht mehr genügt, um den Energieverbrauch vom Vortag auszugleichen. Nun müssen die Herausforderungen des nächsten Tages mit einem kleineren Vorrat an Energie bewältigt werden. So entsteht ein Teufelskreis. Der Organismus greift zunehmend auf Reserven zurück. Er fängt an, sich selbst zu plündern. Bald sind die Systeme derart überdreht, dass man abends nicht mehr abschalten kann. Man liegt im Bett und ruht doch nicht. Es kreisen die Gedanken um tausend Probleme, ohne dass man einer Lösung näher kommt. Bei einer Chronifizierung des Erschöpfungssyndroms über das Auftreten der klassischen Symptome hinaus, ist außerdem mit schwerwiegenden Komplikationen zu rechnen. Dies können lang anhaltende Depressionen und Angststörungen sein, vor allem aber auch Herzinfarkt und Schlaganfall. Also bitte, achten Sie auf die Symptome! Sie sind Warnhinweise. Zeit zu handeln! Und nicht denken: „Ach, geht nochmal diesen Monat."

Aber wie genau sehen denn nun diese Symptome aus? Worauf müssen Sie achten?

Physische (körperliche) Symptome können meiner Erfahrung nach sein:

- rasche Ermüdbarkeit / Antriebslosigkeit
- Verspannungen
- Kopf- und Rückenschmerzen
- zu hoher oder zu niedriger Blutdruck
- Magen-, Darm- und Verdauungsstörungen
- eine höhere Infektanfälligkeit
- eventuell häufiges Wasserlassen
- Störung der sexuellen Funktionen
- eventuell Schweißneigung / Vegetative Labilität
- möglicherweise Störung der Kälte- oder Wärmeempfindlichkeit

Psychische (mentale) Symptome können meiner Erfahrung nach sein:

- Schlafstörungen
- Grübelneigung / Gedankenkreisel
- Stimmungsschwankungen
- Ängstlichkeit
- bis hin zu Schwermut
- Konzentrationsstörungen
- Vergesslichkeit
- Reizbarkeit
- eventuell verminderte soziale Anpassungsfähigkeit
- Störung der Frustrationstoleranz

Nehmen Sie sich die Zeit, um über die einzelnen Punkte nachzudenken. Was kommt Ihnen bekannt vor? Worunter leiden Sie am meisten oder was beeinträchtigt Sie am meisten?

All diese Symptome sind gelebte Realität von Müttern in unserer Gesellschaft. Und ich spreche nicht von dem einen oder anderen Symptom. Nein, Mütter erleben die ganze Bandbreite der Symptome. Gefangen in ihrem Bestreben ihren eigenen Anforderungen, den Anforderungen der Kinder, des Partners, der restlichen Familie und der Gesellschaft gerecht zu werden, betreiben sie Raubbau an ihrem Körper und nennen es stolz Engagement. Schlimmer noch, die meisten Mütter spielen die Symptome erst einmal herunter, beschreiben sich selbst als schwach und gestehen sich die Überforderung nicht zu. Sie blenden die Vielzahl der Herausforderungen regelrecht aus und bestrafen sich selbst mit Glaubenssätzen wie: „Andere bekommen das doch auch hin." oder „Andere haben es noch schwerer.".

Wie eingangs schon gesagt, gibt es keinen Gradmesser dafür, wie groß ein Stresspaket sein darf, bis es eine Erschöpfung rechtfertigt. Allein Sie, Ihre Empfindungen, Ihr Körper und Ihre Psyche sind Messinstrumente, um zu erkennen, wann Stress zur Belastung wird und dringend verringert werden sollte. Durchbrechen Sie den Teufelskreis, den selbstauferlegte Perfektion mit sich bringt. Messen Sie sich nicht an den Herausforderungen anderer Menschen. Sie und Ihre Bedürfnisse sind wichtig! Stellen Sie diese nicht permanent hinten an. Seien Sie eine glückliche und zufriedene Frau, dann werden Sie automatisch eine tolle Mutter und eine liebenswerte Partnerin sein. Sagen Sie nein, wenn Ihnen die Dinge zuviel werden. Delegieren Sie an Ihren Partner, an Familie und an Freunde. Holen Sie sich jede Unterstützung die Sie kriegen können und seien Sie sich nicht zu stolz, Hilfe anzunehmen, die man Ihnen anbietet.

In der Vorbereitung auf Ihre Kur seien Sie bitte ehrlich zu sich selbst und spielen Sie die Symptome nicht herunter. Je detaillierter Sie diese beschreiben können und je ehrlicher Sie zu sich selbst und Ihren behandelnden Ärzten sind, umso besser können diese Ihnen helfen. Nur so kann eine Mutter-Kind-Kur Ihnen einen wirklichen Nutzen bringen. Ich wünsche Ihnen allen viel Glück auf Ihrem Weg!

Gedanken vor der Kur

Warum fahre ich in die Kur?

_____

_____

_____

_____

_____

_____

_____

Was will ich in der Kur erreichen?

_____

_____

_____

_____

_____

_____

Welche Unterstützung erhoffe ich mich mir in der Kur?

_____

_____

_____

_____

_____

_____

Packliste (angepasst an Ihre Bedürfnisse)

Meine Krankenversicherungskarte	☐	Krankenversicherungskarte Kind(er)	☐
Zuzahlungs-Befreiungs-Ausweis	☐	Medikamente	☐
Mein Personalausweis	☐	Mein Reisepass	☐
Ausweispapiere Kind(er)	☐	Reisepass Kind(er)	☐
Schreibsachen	☐	Schulsachen Kind(er)	☐
Trinkflaschen	☐	Reisespiele	☐
Bücher	☐	Fotoapparat	☐
Handyladekabel	☐	Sportsachen	☐
Regensachen	☐	kleiner Rucksack für Kind(er)	☐
Rucksack Mutter (Vater)	☐	Lieblingskuscheltiere	☐

_____

_____

_____

_____

_____

_____

_____

_____

_____

_____

Anreisetag

_____

_____

_____

_____

_____

_____

_____

Meine Gedanken nach dem ersten Eindruck

_____

_____

_____

_____

_____

_____

_____

_____

_____

_____

_____

_____

_____

_____

_____

Kurtag 1:

Was habe ich heute erlebt? Wie sah mein Therapieplan aus?

Was kann ich Tolles über mein(e) Kind(er) sagen?

Welche körperlichen Beschwerden haben mich beeinträchtigt?

Was fällt mir sonst noch ein?

Meine heutige Tagesstatistik

Wie sahen meine Emotionen im Laufe des Tages aus?

euphorisch

super

gut

neutral

| 1 | 2 | 3 | 4 | 5 | 6 | 7 | 8 | 9 | 10 | 11 | 12 | 13 | 14 | 15 | 16 | 17 | 18 | 19 | 20 | 21 | 22 | 23 | 24 |

schlecht

mies

katastrophal

Bei wieviel Prozent lag mein …

| 0% | 100% |

Energielevel?

| 0% | 100% |

Entspannungsgefühl?

Therapiegespräch gehabt? ☐   Arztgespräch gehabt? ☐   Gedanken dazu: _____

Wann habe ich heute …

gegessen?

geschlafen?

| 1 | 2 | 3 | 4 | 5 | 6 | 7 | 8 | 9 | 10 | 11 | 12 | 13 | 14 | 15 | 16 | 17 | 18 | 19 | 20 | 21 | 22 | 23 | 24 |

mich bewegt?

So sieht unser Tag in Bildern aus:

Was habe ich heute erlebt? Wie sah mein Therapieplan aus?

Was kann ich Tolles über mein(e) Kind(er) sagen?

Welche körperlichen Beschwerden haben mich beeinträchtigt?

Was fällt mir sonst noch ein?

Meine heutige Tagesstatistik

Wie sahen meine Emotionen im Laufe des Tages aus?

euphorisch
super
gut
neutral
schlecht
mies
katastrophal

1 2 3 4 5 6 7 8 9 10 11 12 13 14 15 16 17 18 19 20 21 22 23 24

Bei wieviel Prozent lag mein …

0% 100%

Energielevel?

0% 100%

Entspannungsgefühl?

Therapiegespräch gehabt? ☐   Arztgespräch gehabt? ☐   Gedanken dazu: _____

_____

Wann habe ich heute …

gegessen?
geschlafen?
mich bewegt?

1 2 3 4 5 6 7 8 9 10 11 12 13 14 15 16 17 18 19 20 21 22 23 24

So sieht unser Tag in Bildern aus:

Kurtag 3:

Was habe ich heute erlebt? Wie sah mein Therapieplan aus?

Was kann ich Tolles über mein(e) Kind(er) sagen?

Welche körperlichen Beschwerden haben mich beeinträchtigt?

Was fällt mir sonst noch ein?

Meine heutige Tagesstatistik

Wie sahen meine Emotionen im Laufe des Tages aus?

euphorisch

super

gut

neutral ⎯ 1 2 3 4 5 6 7 8 9 10 11 12 13 14 15 16 17 18 19 20 21 22 23 24

schlecht

mies

katastrophal

Bei wieviel Prozent lag mein ...

| 0%   100% |
Energielevel?

| 0%   100% |
Entspannungsgefühl?

Therapiegespräch gehabt? ☐   Arztgespräch gehabt? ☐   Gedanken dazu: _____

_____

Wann habe ich heute ...

gegessen?

geschlafen? ⎯ 1 2 3 4 5 6 7 8 9 10 11 12 13 14 15 16 17 18 19 20 21 22 23 24

mich bewegt?

So sieht unser Tag in Bildern aus:

Kurtag 4:

Was habe ich heute erlebt? Wie sah mein Therapieplan aus?

Was kann ich Tolles über mein(e) Kind(er) sagen?

Welche körperlichen Beschwerden haben mich beeinträchtigt?

Was fällt mir sonst noch ein?

Meine heutige Tagesstatistik

Wie sahen meine Emotionen im Laufe des Tages aus?

euphorisch

super

gut

neutral

| 1 | 2 | 3 | 4 | 5 | 6 | 7 | 8 | 9 | 10 | 11 | 12 | 13 | 14 | 15 | 16 | 17 | 18 | 19 | 20 | 21 | 22 | 23 | 24 |

schlecht

mies

katastrophal

Bei wieviel Prozent lag mein …

| 0% | 100% | 0% | 100% |

Energielevel?   Entspannungsgefühl?

Therapiegespräch gehabt? ☐   Arztgespräch gehabt? ☐   Gedanken dazu: _____

_____

Wann habe ich heute …

gegessen?

geschlafen?

| 1 | 2 | 3 | 4 | 5 | 6 | 7 | 8 | 9 | 10 | 11 | 12 | 13 | 14 | 15 | 16 | 17 | 18 | 19 | 20 | 21 | 22 | 23 | 24 |

mich bewegt?

So sieht unser Tag in Bildern aus:

Kurtag 5:

Was habe ich heute erlebt? Wie sah mein Therapieplan aus?

Was kann ich Tolles über mein(e) Kind(er) sagen?

Welche körperlichen Beschwerden haben mich beeinträchtigt?

Was fällt mir sonst noch ein?

Meine heutige Tagesstatistik

Wie sahen meine Emotionen im Laufe des Tages aus?

euphorisch

super

gut

neutral

| 1 | 2 | 3 | 4 | 5 | 6 | 7 | 8 | 9 | 10 | 11 | 12 | 13 | 14 | 15 | 16 | 17 | 18 | 19 | 20 | 21 | 22 | 23 | 24 |

schlecht

mies

katastrophal

Bei wieviel Prozent lag mein …

| 0% | 100% |

Energielevel?

| 0% | 100% |

Entspannungsgefühl?

Therapiegespräch gehabt? ☐   Arztgespräch gehabt? ☐   Gedanken dazu: _____

_____

Wann habe ich heute …

gegessen?

geschlafen?

| 1 | 2 | 3 | 4 | 5 | 6 | 7 | 8 | 9 | 10 | 11 | 12 | 13 | 14 | 15 | 16 | 17 | 18 | 19 | 20 | 21 | 22 | 23 | 24 |

mich bewegt?

So sieht unser Tag in Bildern aus:

Kurtag 6:

Was habe ich heute erlebt? Wie sah mein Therapieplan aus?

Was kann ich Tolles über mein(e) Kind(er) sagen?

Welche körperlichen Beschwerden haben mich beeinträchtigt?

Was fällt mir sonst noch ein?

Meine heutige Tagesstatistik

Wie sahen meine Emotionen im Laufe des Tages aus?

euphorisch

super

gut

neutral

| 1 | 2 | 3 | 4 | 5 | 6 | 7 | 8 | 9 | 10 | 11 | 12 | 13 | 14 | 15 | 16 | 17 | 18 | 19 | 20 | 21 | 22 | 23 | 24 |

schlecht

mies

katastrophal

Bei wieviel Prozent lag mein …

| 0% | 100% |

Energielevel?

| 0% | 100% |

Entspannungsgefühl?

Therapiegespräch gehabt? ☐   Arztgespräch gehabt? ☐   Gedanken dazu: _____

_____

Wann habe ich heute …

gegessen?

geschlafen?

| 1 | 2 | 3 | 4 | 5 | 6 | 7 | 8 | 9 | 10 | 11 | 12 | 13 | 14 | 15 | 16 | 17 | 18 | 19 | 20 | 21 | 22 | 23 | 24 |

mich bewegt?

So sieht unser Tag in Bildern aus:

Was habe ich heute erlebt? Wie sah mein Therapieplan aus?

Was kann ich Tolles über mein(e) Kind(er) sagen?

Welche körperlichen Beschwerden haben mich beeinträchtigt?

Was fällt mir sonst noch ein?

Meine heutige Tagesstatistik

Wie sahen meine Emotionen im Laufe des Tages aus?

euphorisch

super

gut

neutral

| 1 | 2 | 3 | 4 | 5 | 6 | 7 | 8 | 9 | 10 | 11 | 12 | 13 | 14 | 15 | 16 | 17 | 18 | 19 | 20 | 21 | 22 | 23 | 24 |

schlecht

mies

katastrophal

Bei wieviel Prozent lag mein ...

0%   100%   0%   100%

Energielevel?   Entspannungsgefühl?

Therapiegespräch gehabt? ☐   Arztgespräch gehabt? ☐   Gedanken dazu: _____

_____

Wann habe ich heute ...

gegessen?

geschlafen?

| 1 | 2 | 3 | 4 | 5 | 6 | 7 | 8 | 9 | 10 | 11 | 12 | 13 | 14 | 15 | 16 | 17 | 18 | 19 | 20 | 21 | 22 | 23 | 24 |

mich bewegt?

So sieht unser Tag in Bildern aus:

Wochenrückblick 1

Meine 3 tollsten Erlebnisse/Eindrücke der vergangenen Woche:

1._____

_____

2._____

_____

3._____

_____

Wie geht es mir?

_____

_____

_____

Wie nehme ich meine Kinder wahr?

_____

_____

_____

Raum für eigene Gedanken:

_____

_____

_____

_____

_____

_____

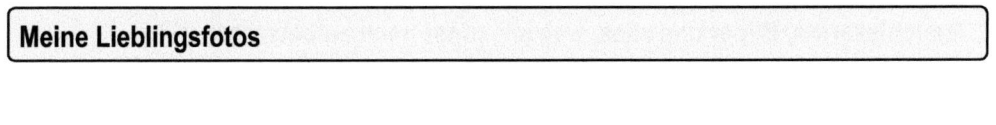

Meine Lieblingsfotos

Ansichtskarten, Bilder und alles, was ich sonst noch aufbewahren will...

Impuls 1: Veränderung beginnt immer bei Dir selbst!

Ich liebe den Spruch: „Es ist Irrsinn darauf zu warten, dass sich etwas ändert und alles so zu machen wie bisher." Kennen Sie das auch? In Teilen meines Lebens habe ich es wie die meisten Menschen gehandhabt und mich zuerst einmal darüber beklagt, wenn Dinge nicht so liefen wie sie sollten und als nächstes darauf gewartet, dass sich etwas ändert. Erst später habe ich dank guter Bücher, Seminare und Coachings verstanden, dass dies der schlechteste Ansatz ist, wie man leben sollte.

„Nichts ist so beständig wie die Veränderung". Diesen Satz habe ich schon oft in vielen schlauen Büchern gelesen. Dummerweise beginnt genau hier auch unser größtes Dilemma. Wir Menschen hassen Veränderungen, denn wir lieben die Beständigkeit! Schule, Studium, ein Job, Ehe, ein Haus, Kinder, Urlaub, Auto.....fertig ist des Deutschen Idealvorstellung vom Leben. Für Veränderung ist da kein Platz, es sei denn, Sie fallen die Karriereleiter nach oben. Das ist eine gesellschaftlich anerkannte und akzeptierte Form der Veränderung. Ein entfernter Verwandter unserer Familie war Architekt. Als er eines Tages verkündete Tierpsychologe werden zu wollen, schüttelten alle den Kopf und fragten sich, ob es nicht besser wäre, wenn er selbst einmal einen Psychologen aufsuchen würde.

Ist Ihnen schon einmal aufgefallen, dass Menschen, wenn man Ihnen mit neuen Ideen kommt, erst einmal sämtliche Bedenken auspacken, die ihnen gerade so einfallen. Sehr selten treffen Sie vermutlich auf Menschen, die Ihnen spontan auf die Schulter klopfen und sagen: „Klasse! Ich finde es toll, dass Du Dich verändern willst!". Dabei ist es übrigens egal, ob es sich um private oder berufliche Veränderungen handelt. Auch innerhalb von Unternehmen treffen Sie noch immer diese Kollegen, die Veränderungen prinzipiell erst einmal mit Skepsis begegnen. Verstehen Sie mich nicht falsch, natürlich dürfen Veränderungen auch hinterfragt werden und natürlich sollen Sie Ihre Entscheidungen überdenken dürfen. Aber versuchen Sie doch einmal ganz bewusst, eine Kultur der Veränderungen zu leben! Seien Sie offen und begrüßen Sie diese, statt sie zu verteufeln.

Lernen Sie die Kraft der Veränderung kennen! Am besten ist, wenn Sie sofort damit beginnen. Und jetzt nehmen Sie sich bitte um Himmels willen nicht vor, noch in dieser Woche drei Kilo abzunehmen, weil Sie das schon immer wollten. Zu 80% werden Sie mit diesem Vorhaben scheitern. So wie eben überhaupt 80% aller Menschen an diesem Vorhaben scheitern. Nichts ist so schwierig wie alte Gewohnheiten aufzubrechen. Beobachten kann man dieses Phänomen alljährlich zu Jahresbeginn, wenn wir uns wieder einmal auf unsere guten Vorsätze besinnen, diese jedoch spätestens bis Anfang März auch schon wieder vergessen haben. Wäre es einfach, Gewohnheiten zu ändern und Veränderungen herbeizuführen, gäbe es all die gut bezahlten Coaches, Therapeuten und Psychologen nicht, die sich darauf spezialisiert haben, gezielt Veränderungsprozesse ihrer Kunden zu begleiten. Wenn Sie Dinge verändern wollen, müssen Sie zuerst einmal Ihre Fähigkeit, Veränderungen zu meistern, selbst trainieren. Dies wird Sie maßgeblich davor bewahren, mit der nächsten großen Veränderung, die Sie erreichen wollen, eine Bruchlandung zu erleiden. Und Gewicht zu reduzieren, ist eine wirklich große Veränderung. Da habe ich selbst auch viele Jahre Erfahrung vorzuweisen.

Fangen Sie also klein an! Trainieren Sie zunächst in kleinen Schritten. Rom wurde ja schließlich auch nicht an einem Tag erbaut und einen Marathon laufen Sie auch nicht, ohne entsprechend kleine vorangegangene Trainingseinheiten. So kommen Sie in den Genuss von Erfolgserlebnissen. Ihr Unterbewusstsein wird diese Erfolgserlebnisse im Zusammenhang mit Veränderungsprozessen abspeichern und so mit der Zeit Ihre Veränderungsbereitschaft erhöhen.

Wie also beginnen? Wenn Sie heute Abend Zähne putzen, nehmen Sie doch einfach mal die Zahnbürste in die andere Hand. Nehmen Sie die andere Hand zum Kämmen. Am besten machen Sie das gemeinsam mit Ihren Kindern, falls diese das entsprechende Alter haben. Sie werden erleben, wie viel Spaß man bei der Verrichtung ganz alltäglicher Handgriffe haben kann. Falls Sie heute noch Notizen in diesem Buch machen, nehmen Sie doch auch hier einmal Ihre andere Hand. Ich verspreche Ihnen, es wird schrecklich aussehen. Aber Sie werden auch feststellen, dass es umso besser wird, je öfter Sie das machen. Wenn Sie diese ersten Trainings absolviert haben, dann stellen Sie sich größeren Herausforderungen.

Fahren Sie morgens immer den gleichen Weg zur Arbeit oder laufen die gleiche Strecke zur Kita? Machen Sie das ab sofort anders! Sie müssen jetzt nicht jeden Tag neue Wege auskundschaften. Aber nehmen Sie sich doch einmal vor, an nur einem einzigen Tag pro Woche einen anderen Weg zu nehmen. Damit trainieren Sie nicht nur Ihre Bereitschaft, sich auf Veränderungen einzulassen. Nein, Sie erweitern dabei Ihren Horizont. Sie werden viele neue Dinge entdecken, vielleicht andere Menschen treffen und gegebenenfalls die eine oder andere Überraschung erleben. Aber wissen Sie, was eigentlich das Beste ist? Sie werden eine Veränderung an sich selbst bemerken. Beginnen wird es damit, dass Sie stolz auf sich selbst sind, den inneren Schweinehund überwunden zu haben. Ein grandioses Gefühl, wenn Sie mich fragen. Ich liebe das. Nach dem Stolz wird sich auch ein Gefühl der Befriedigung einstellen. Immerhin haben Sie etwas geleistet. Und wenn Sie nur lange genug trainieren, dann werden Sie Lust auf Veränderungen spüren und sich selbst kleine Herausforderungen suchen, die Ihnen Spaß machen. Im Übrigen möchte ich Sie ermutigen, sich dafür Partner zu suchen. Ihren Mann oder Ihre Frau, Ihre beste Freundin oder der Lieblingskollege. Gemeinsam machen Veränderungen mehr Spaß.

Abschließend kann ich Ihnen empfehlen, sich Tools (Werkzeuge) zu Nutze zu machen, um Ihre Veränderungsprozesse und Erfolge sichtbar zu machen. Das können kleine Notizen in Ihrem Terminkalender sein, wenn Sie einen solchen nutzen. Aber genauso kommen kleine Klebezettel am Badezimmerspiegel in Frage, auf denen Sie Ihre Ziele notieren und später mit Symbolen als erfolgreich absolviert kennzeichnen. Gut beraten sind Sie damit, ein Positivtagebuch zu führen, indem Sie allabendlich notieren, was Ihnen Positives widerfahren ist. Dies wird Ihr Unterbewusstsein langfristig positiv beeinflussen. Dann werden Sie auch bereit sein für die ganz großen Veränderungen und die Fähigkeit besitzen, zuerst die Chancen in diesen zu sehen und nicht die Risiken. Beginnen Sie jetzt!

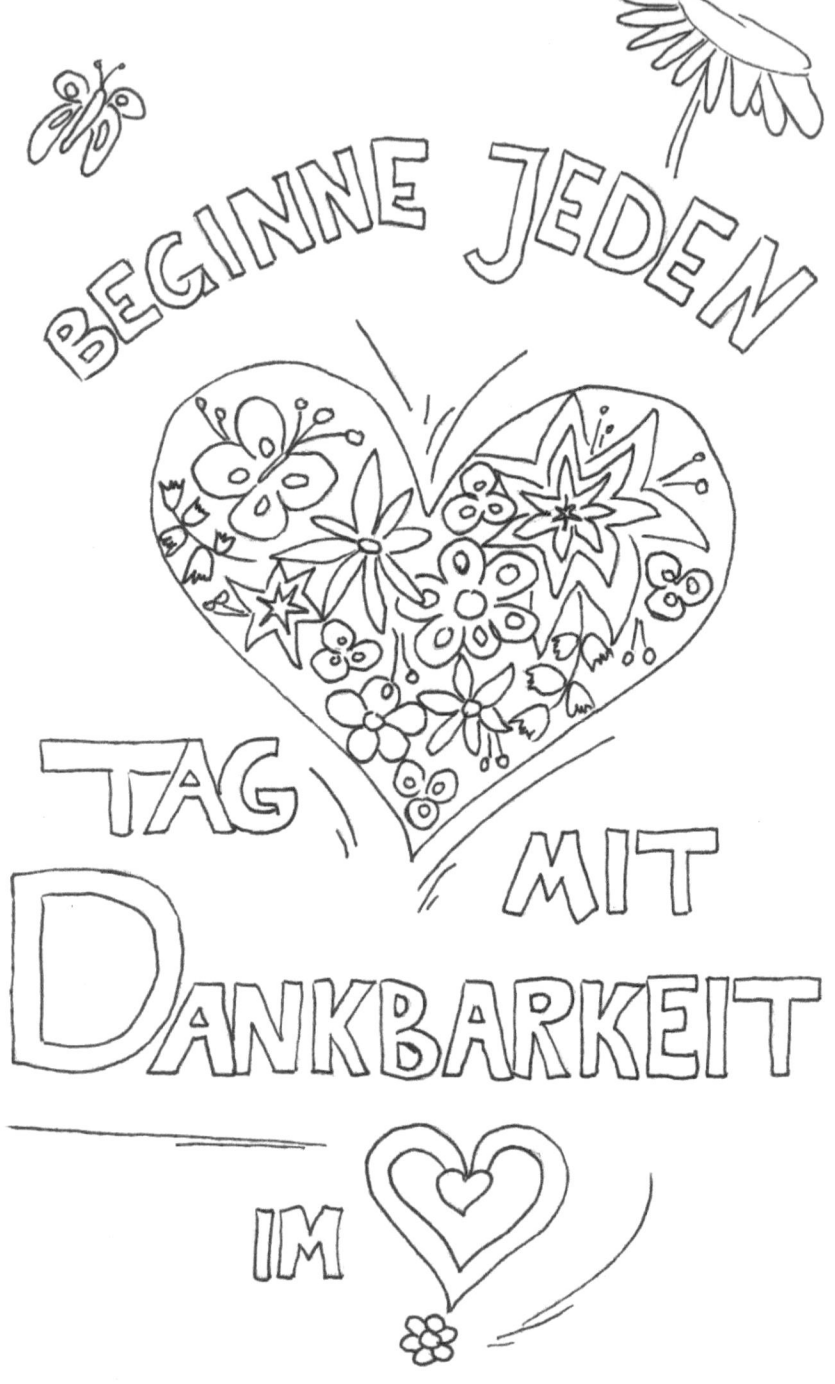

Wofür können Sie dankbar sein im Leben? Zeichnen, schreiben, Bilder einkleben…

Kurtag 8:

Was habe ich heute erlebt? Wie sah mein Therapieplan aus?

Was kann ich Tolles über mein(e) Kind(er) sagen?

Welche körperlichen Beschwerden haben mich beeinträchtigt?

Was fällt mir sonst noch ein?

Meine heutige Tagesstatistik

Wie sahen meine Emotionen im Laufe des Tages aus?

euphorisch																								
super																								
gut																								
neutral	1	2	3	4	5	6	7	8	9	10	11	12	13	14	15	16	17	18	19	20	21	22	23	24
schlecht																								
mies																								
katastrophal																								

Bei wieviel Prozent lag mein ...

0%	100%

Energielevel?

0%	100%

Entspannungsgefühl?

Therapiegespräch gehabt? ☐   Arztgespräch gehabt? ☐   Gedanken dazu: _____

_____

Wann habe ich heute ...

gegessen?																								
geschlafen?	1	2	3	4	5	6	7	8	9	10	11	12	13	14	15	16	17	18	19	20	21	22	23	24
mich bewegt?																								

So sieht unser Tag in Bildern aus:

Kurtag 9:

Was habe ich heute erlebt? Wie sah mein Therapieplan aus?

Was kann ich Tolles über mein(e) Kind(er) sagen?

Welche körperlichen Beschwerden haben mich beeinträchtigt?

Was fällt mir sonst noch ein?

Meine heutige Tagesstatistik

Wie sahen meine Emotionen im Laufe des Tages aus?

euphorisch

super

gut

neutral

| 1 | 2 | 3 | 4 | 5 | 6 | 7 | 8 | 9 | 10 | 11 | 12 | 13 | 14 | 15 | 16 | 17 | 18 | 19 | 20 | 21 | 22 | 23 | 24 |

schlecht

mies

katastrophal

Bei wieviel Prozent lag mein ...

| 0% | 100% |

Energielevel?

| 0% | 100% |

Entspannungsgefühl?

Therapiegespräch gehabt? ☐   Arztgespräch gehabt? ☐   Gedanken dazu: _____

_____

Wann habe ich heute ...

gegessen?

geschlafen?

| 1 | 2 | 3 | 4 | 5 | 6 | 7 | 8 | 9 | 10 | 11 | 12 | 13 | 14 | 15 | 16 | 17 | 18 | 19 | 20 | 21 | 22 | 23 | 24 |

mich bewegt?

So sieht unser Tag in Bildern aus:

Kurtag 10:

Was habe ich heute erlebt? Wie sah mein Therapieplan aus?

Was kann ich Tolles über mein(e) Kind(er) sagen?

Welche körperlichen Beschwerden haben mich beeinträchtigt?

Was fällt mir sonst noch ein?

Meine heutige Tagesstatistik

Wie sahen meine Emotionen im Laufe des Tages aus?

euphorisch

super

gut

neutral
| 1 | 2 | 3 | 4 | 5 | 6 | 7 | 8 | 9 | 10 | 11 | 12 | 13 | 14 | 15 | 16 | 17 | 18 | 19 | 20 | 21 | 22 | 23 | 24 |

schlecht

mies

katastrophal

Bei wieviel Prozent lag mein …

| 0% | 100% |

Energielevel?

| 0% | 100% |

Entspannungsgefühl?

Therapiegespräch gehabt? ☐   Arztgespräch gehabt? ☐   Gedanken dazu: _____

_____

Wann habe ich heute …

gegessen?

geschlafen?
| 1 | 2 | 3 | 4 | 5 | 6 | 7 | 8 | 9 | 10 | 11 | 12 | 13 | 14 | 15 | 16 | 17 | 18 | 19 | 20 | 21 | 22 | 23 | 24 |

mich bewegt?

So sieht unser Tag in Bildern aus:

Kurtag 11:

Was habe ich heute erlebt? Wie sah mein Therapieplan aus?

Was kann ich Tolles über mein(e) Kind(er) sagen?

Welche körperlichen Beschwerden haben mich beeinträchtigt?

Was fällt mir sonst noch ein?

Meine heutige Tagesstatistik

Wie sahen meine Emotionen im Laufe des Tages aus?

	1	2	3	4	5	6	7	8	9	10	11	12	13	14	15	16	17	18	19	20	21	22	23	24
euphorisch																								
super																								
gut																								
neutral																								
schlecht																								
mies																								
katastrophal																								

Bei wieviel Prozent lag mein ...

0% 100%	0% 100%
Energielevel?	Entspannungsgefühl?

Therapiegespräch gehabt? ☐   Arztgespräch gehabt? ☐   Gedanken dazu: _____

_____

Wann habe ich heute ...

	1	2	3	4	5	6	7	8	9	10	11	12	13	14	15	16	17	18	19	20	21	22	23	24
gegessen?																								
geschlafen?																								
mich bewegt?																								

So sieht unser Tag in Bildern aus:

Was habe ich heute erlebt? Wie sah mein Therapieplan aus?

Was kann ich Tolles über mein(e) Kind(er) sagen?

Welche körperlichen Beschwerden haben mich beeinträchtigt?

Was fällt mir sonst noch ein?

Meine heutige Tagesstatistik

Wie sahen meine Emotionen im Laufe des Tages aus?

euphorisch

super

gut

neutral

schlecht

mies

katastrophal

1 2 3 4 5 6 7 8 9 10 11 12 13 14 15 16 17 18 19 20 21 22 23 24

Bei wieviel Prozent lag mein ...

0%	100%

Energielevel?

0%	100%

Entspannungsgefühl?

Therapiegespräch gehabt? ☐   Arztgespräch gehabt? ☐   Gedanken dazu: _____

_____

Wann habe ich heute ...

gegessen?

geschlafen?

mich bewegt?

1 2 3 4 5 6 7 8 9 10 11 12 13 14 15 16 17 18 19 20 21 22 23 24

So sieht unser Tag in Bildern aus:

Kurtag 13:

Was habe ich heute erlebt? Wie sah mein Therapieplan aus?

Was kann ich Tolles über mein(e) Kind(er) sagen?

Welche körperlichen Beschwerden haben mich beeinträchtigt?

Was fällt mir sonst noch ein?

Meine heutige Tagesstatistik

Wie sahen meine Emotionen im Laufe des Tages aus?

euphorisch

super

gut

neutral

| | 1 | 2 | 3 | 4 | 5 | 6 | 7 | 8 | 9 | 10 | 11 | 12 | 13 | 14 | 15 | 16 | 17 | 18 | 19 | 20 | 21 | 22 | 23 | 24 |

schlecht

mies

katastrophal

Bei wieviel Prozent lag mein ...

| 0% | 100% |

Energielevel?

| 0% | 100% |

Entspannungsgefühl?

Therapiegespräch gehabt? ☐   Arztgespräch gehabt? ☐   Gedanken dazu: _____

_____

Wann habe ich heute ...

gegessen?

geschlafen?

| | 1 | 2 | 3 | 4 | 5 | 6 | 7 | 8 | 9 | 10 | 11 | 12 | 13 | 14 | 15 | 16 | 17 | 18 | 19 | 20 | 21 | 22 | 23 | 24 |

mich bewegt?

So sieht unser Tag in Bildern aus:

Kurtag 14:

Was habe ich heute erlebt? Wie sah mein Therapieplan aus?

Was kann ich Tolles über mein(e) Kind(er) sagen?

Welche körperlichen Beschwerden haben mich beeinträchtigt?

Was fällt mir sonst noch ein?

Meine heutige Tagesstatistik

Wie sahen meine Emotionen im Laufe des Tages aus?

euphorisch

super

gut

neutral

| 1 | 2 | 3 | 4 | 5 | 6 | 7 | 8 | 9 | 10 | 11 | 12 | 13 | 14 | 15 | 16 | 17 | 18 | 19 | 20 | 21 | 22 | 23 | 24 |

schlecht

mies

katastrophal

Bei wieviel Prozent lag mein ...

| 0% | 100% |

Energielevel?

| 0% | 100% |

Entspannungsgefühl?

Therapiegespräch gehabt? ☐   Arztgespräch gehabt? ☐   Gedanken dazu: _____

_____

Wann habe ich heute ...

gegessen?

geschlafen?

| 1 | 2 | 3 | 4 | 5 | 6 | 7 | 8 | 9 | 10 | 11 | 12 | 13 | 14 | 15 | 16 | 17 | 18 | 19 | 20 | 21 | 22 | 23 | 24 |

mich bewegt?

So sieht unser Tag in Bildern aus:

Wochenrückblick

Meine 3 tollsten Erlebnisse/Eindrücke der vergangenen Woche:

1._____

_____

2._____

_____

3._____

_____

Wie geht es mir?

_____

_____

_____

Wie nehme ich meine Kinder wahr?

_____

_____

_____

Raum für eigene Gedanken:

_____

_____

_____

_____

_____

_____

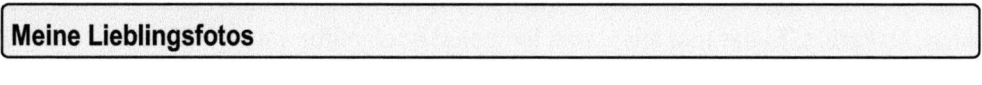

Meine Lieblingsfotos

Ansichtskarten, Bilder und alles, was ich sonst noch aufbewahren will…

Resilienz. Haben Sie dieses Wort schon einmal gehört? Wenn Sie Physiker sind sicherlich, beschreibt der Begriff doch die Elastizität eines Materials unter besonderen Bedingungen, um es einmal einfach zu formulieren. Die 1929 geborene US-amerikanische Entwicklungspsychologin Emmy Werner verwendete erstmals den Begriff Resilienz im Zusammenhang mit einer gewissen Stressresistenz bei Menschen. Die komplette heutige Resilienzforschung basiert auf ihrer 1977 veröffentlichten Längsschnittstudie an 698 Kindern auf der hawaiianischen Insel Kauai. Heute weiß man, dass es Menschen gibt, die von Natur aus resilienter sind als andere, aber auch, dass Resilienz erlernbar und trainierbar ist. Das ist, wie ich finde die wertvollste Erkenntnis dieser Forschung. Birgt sie doch riesige Chancen für all jene unter uns, die von Natur aus eben nicht mit einem unerschöpflichen Vorrat an Resilienz ausgestattet wurden.

Mein Mann und ich sind ein Paradebeispiel dafür, wie unterschiedlich das Vorhandensein von Resilienz sich auf das Leben auswirken kann. Wir kommen beide aus gut situierten Familien in denen es augenscheinlich an nichts mangelte. Näher betrachtet litten wir beide auf ganz unterschiedliche Weise unter den speziellen Erziehungsmethoden unserer Eltern sowie dem für uns damit einhergehenden Mangel an Liebe, Geborgenheit und positiver Bestärkung. Während ich mich bereits im jungen Alter von 16 Jahren von meinem Elternhaus abwandte, auf eigene Füße stellte und viele Jahre voller Höhen und Tiefen mit einer nie enden wollenden Positivität meisterte, heiratete mein Mann im Alter von 26 Jahren seine langjährige Freundin, machte Karriere und gründete eine Familie, bis er im Alter von nur 35 Jahren mit einem Burnout wortwörtlich umfiel und in Folge viele Jahre mit schweren Depressionen und Angststörungen verbrachte. Bis heute begleiten ihn, und somit auch uns als Familie, diese speziellen Herausforderungen. Ich kann gar nicht sagen, wie oft ich gefragt wurde, woher ich trotz aller Herausforderungen im Leben, meine Positivität nehme und wie ich tagtäglich all dem Stress standhalten kann. Eine Frage, die mir auch mein Mann oft stellte und in den letzten Jahren ich mir zunehmend selbst auch. Ein unerschöpflicher Vorrat an Resilienz könnte möglicherweise die Erklärung hierfür sein.

Vielleicht liegt mein herausragendes „Stehvermögen" in gewisser Weise auch in den Themen begründet, mit denen ich mich in den vergangenen 25 Jahren beschäftigt habe. Ich habe immer viel Wert darauf gelegt, mich mit Menschen zu umgeben, die mich vorwärts bringen. Menschen, die sich durch sehr viel Wissen, Können und eine positive Lebenseinstellung hervortun. Ich habe unzählige Bücher gelesen. Viel Unterhaltsames aber vor allem eben auch Bücher, die sich mit den Fragen der Persönlichkeitsentwicklung und Lebensentfaltung beschäftigen. Ich habe Seminare besucht, begonnen mich mit der Kraft der Affirmation zu beschäftigen und eben nie aufgehört an mir selbst zu arbeiten. Ich bin seit vielen Jahren zutiefst davon überzeugt, dass man mir alles nehmen kann, meine Arbeit, meine Wohnung, mein Auto, mein Vermögen – aber niemals die Dinge die ich weiß. Das Bewusstsein, selbst über unzählige Ressourcen zu verfügen, machte Herausforderungen in den vergangenen Jahren für mich immer erträglich. Ich hatte nie Angst vor dem nächsten Tag oder das Gefühl, dass jetzt gleich die Welt untergeht. Und glauben Sie mir, wenn Sie meinen Mann fragen würden, hätte es nach seinem Empfinden genügend Anlässe für derartige Ängste gegeben.

Ist meine Resilienz nun angeboren oder antrainiert? In meinem Fall bin ich zutiefst überzeugt, dass es eine Mischung aus beidem ist. Stellen Sie sich vor, Sie erhalten mit Ihrer Geburt 500.000 Euro auf einem Guthabenkonto bei der Bank. Jetzt können Sie sich entspannt zurücklehnen und über die Jahre von diesem Guthaben zehren. Ein Extrawunsch hier, ein Urlaub, den Sie sich sonst nicht leisten würden da und auch sonst kann man es sich ja im Leben gutgehen lassen. Wenn Sie so leben, wird Ihr Guthaben Jahr für Jahr schwinden. Und wenn dann der Tag kommt, an dem Sie es vielleicht wirklich dringend benötigen, dann reicht es plötzlich nicht mehr aus. Sie könnten aber auch umsichtig handeln und etwas dafür tun, Ihrem Guthabenkonto hin und wieder einen gewissen Rückfluss zukommen zu lassen. So könnten Sie sicherstellen, dass Ihnen Ihr Guthaben von 500.000 Euro erhalten bleibt und Sie auch schwierige Lebensphasen unbeschadet überstehen können. So verhält es sich auch mit Ihrem „Resilienzkonto". Jetzt bleibt also die Frage zu klären, wie kann ich dieses „Aufladen" und „Füttern"?

Die eine oder andere Anregung habe ich Ihnen schon anhand meiner eigenen Lebensgeschichte gegeben. Fangen Sie tatsächlich mit einem guten Buch an. Sie finden hunderte davon im Buchladen. Wenn ich eine Empfehlung abgeben darf, würde ich allen das Buch „Einfach typisch" von Florence Littauer ans Herz legen. Kein anderes Buch hat mir so viel über mich selbst verraten wie dieses. Dabei ist es äußerst unterhaltsam und sorgt für den einen oder anderen Lachanfall.

Eine gute Übung zum Training der Resilienz ist auch die Besinnung auf die Dinge, die Sie schon geschafft haben. Und stellen Sie dabei Ihr Licht nicht unter den Scheffel. Sie haben einen Schulabschluss, eine Berufsausbildung oder ein Studium. Sie haben Kinder geboren! Vielleicht haben Sie an einem Projekt mitgewirkt, eine Krankheit überwunden oder jemand anderem in einer schwierigen Situation geholfen. Kramen Sie in alten Fotos und schaffen Sie sich eine Bilderwand oder ein Tagebuch Ihrer Erfolge. Vielleicht fragen Sie auch einmal Familie, Freunde und Bekannte, was Sie nach deren Meinung großartig gemeistert haben. Schreiben Sie es auf - und richten Sie sich daran auf!

Ganz dringend möchte ich Sie ermuntern Ihren Fokus zu schärfen. Konzentrieren Sie sich auf die positiven Dinge des Lebens! Und wichtiger noch, eliminieren Sie die negativen Einflüsse! Schalten Sie das Radio aus, wenn Nachrichten kommen. Verzichten Sie bewusst auf Nachrichten aus dem Fernsehen und der Tageszeitung. Vertrauen Sie darauf, dass die wirklich wichtigen Dinge Sie trotzdem erreichen und alles andere Ballast ist, der Sie negativ beeinflusst. Suchen Sie die Positivität! Ritualisieren Sie zum Beispiel mit Ihrer Familie das „Sparschwein des Glücks". Lassen Sie jedes Familienmitglied am Abend auf einem kleinen Zettel notieren, was ihm Wunderbares wiederfahren ist. Sprechen Sie darüber und werfen Sie die Zettel dann in Ihr „Sparschwein des Glücks". Es wirkt Wunder an kalten langen Winterabenden, verregneten Tagen oder wenn man krank im Bett liegt, das Schwein zu öffnen und sich diese Glücksmomente noch einmal vor Augen zu führen.

Besuchen Sie Seminare und Kurse. Widmen Sie Ihre Aufmerksamkeit bewusst jeden Tag Ihrem ganz persönlichen Resilienzkonto. Die Wirkung wird Sie überraschen!

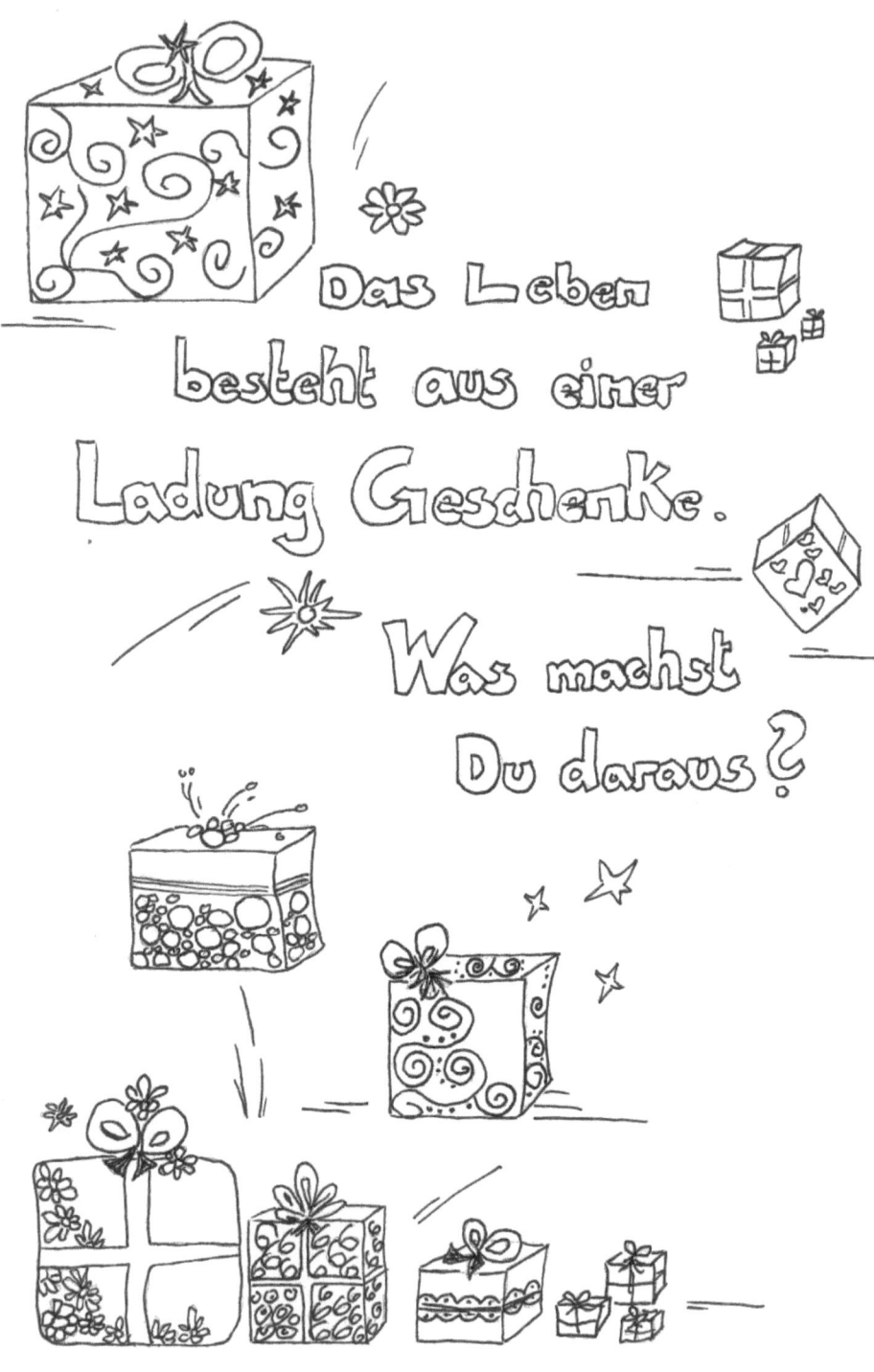

Das Leben besteht aus einer Ladung Geschenke. Was machst Du daraus?

Womit können Sie Ihr Resilienzkonto aufladen? Entwicklen Sie ein paar Ideen.

Kurtag 15:

Was habe ich heute erlebt? Wie sah mein Therapieplan aus?

Was kann ich Tolles über mein(e) Kind(er) sagen?

Welche körperlichen Beschwerden haben mich beeinträchtigt?

Was fällt mir sonst noch ein?

Meine heutige Tagesstatistik

Wie sahen meine Emotionen im Laufe des Tages aus?

euphorisch

super

gut

neutral

schlecht

mies

katastrophal

1 2 3 4 5 6 7 8 9 10 11 12 13 14 15 16 17 18 19 20 21 22 23 24

Bei wieviel Prozent lag mein ...

| 0% | 100% |

Energielevel?

| 0% | 100% |

Entspannungsgefühl?

Therapiegespräch gehabt? ☐   Arztgespräch gehabt? ☐   Gedanken dazu: _____

_____

Wann habe ich heute ...

gegessen?

geschlafen?

mich bewegt?

1 2 3 4 5 6 7 8 9 10 11 12 13 14 15 16 17 18 19 20 21 22 23 24

So sieht unser Tag in Bildern aus:

Kurtag 16:

Was habe ich heute erlebt? Wie sah mein Therapieplan aus?

Was kann ich Tolles über mein(e) Kind(er) sagen?

Welche körperlichen Beschwerden haben mich beeinträchtigt?

Was fällt mir sonst noch ein?

Meine heutige Tagesstatistik

Wie sahen meine Emotionen im Laufe des Tages aus?

euphorisch

super

gut

neutral   1   2   3   4   5   6   7   8   9   10   11   12   13   14   15   16   17   18   19   20   21   22   23   24

schlecht

mies

katastrophal

Bei wieviel Prozent lag mein ...

| 0%   100% |
Energielevel?

| 0%   100% |
Entspannungsgefühl?

Therapiegespräch gehabt? ☐   Arztgespräch gehabt? ☐   Gedanken dazu: _____

_____

Wann habe ich heute ...

gegessen?

geschlafen?   1   2   3   4   5   6   7   8   9   10   11   12   13   14   15   16   17   18   19   20   21   22   23   24

mich bewegt?

So sieht unser Tag in Bildern aus:

Was habe ich heute erlebt? Wie sah mein Therapieplan aus?

Was kann ich Tolles über mein(e) Kind(er) sagen?

Welche körperlichen Beschwerden haben mich beeinträchtigt?

Was fällt mir sonst noch ein?

Meine heutige Tagesstatistik

Wie sahen meine Emotionen im Laufe des Tages aus?

euphorisch

super

gut

neutral   1   2   3   4   5   6   7   8   9   10   11   12   13   14   15   16   17   18   19   20   21   22   23   24

schlecht

mies

katastrophal

Bei wieviel Prozent lag mein ...

0%	100%		0%	100%

Energielevel?   Entspannungsgefühl?

Therapiegespräch gehabt? ☐   Arztgespräch gehabt? ☐   Gedanken dazu: _____

_____

Wann habe ich heute ...

gegessen?

geschlafen?   1   2   3   4   5   6   7   8   9   10   11   12   13   14   15   16   17   18   19   20   21   22   23   24

mich bewegt?

So sieht unser Tag in Bildern aus:

Kurtag 18:

Was habe ich heute erlebt? Wie sah mein Therapieplan aus?

Was kann ich Tolles über mein(e) Kind(er) sagen?

Welche körperlichen Beschwerden haben mich beeinträchtigt?

Was fällt mir sonst noch ein?

Meine heutige Tagesstatistik

Wie sahen meine Emotionen im Laufe des Tages aus?

euphorisch

super

gut

neutral

| 1 | 2 | 3 | 4 | 5 | 6 | 7 | 8 | 9 | 10 | 11 | 12 | 13 | 14 | 15 | 16 | 17 | 18 | 19 | 20 | 21 | 22 | 23 | 24 |

schlecht

mies

katastrophal

Bei wieviel Prozent lag mein …

| 0% | 100% |

Energielevel?

| 0% | 100% |

Entspannungsgefühl?

Therapiegespräch gehabt? ☐   Arztgespräch gehabt? ☐   Gedanken dazu: _____

_____

Wann habe ich heute …

gegessen?

geschlafen?

| 1 | 2 | 3 | 4 | 5 | 6 | 7 | 8 | 9 | 10 | 11 | 12 | 13 | 14 | 15 | 16 | 17 | 18 | 19 | 20 | 21 | 22 | 23 | 24 |

mich bewegt?

So sieht unser Tag in Bildern aus:

Kurtag 19:

Was habe ich heute erlebt? Wie sah mein Therapieplan aus?

Was kann ich Tolles über mein(e) Kind(er) sagen?

Welche körperlichen Beschwerden haben mich beeinträchtigt?

Was fällt mir sonst noch ein?

Meine heutige Tagesstatistik

Wie sahen meine Emotionen im Laufe des Tages aus?

euphorisch

super

gut

neutral

| 1 | 2 | 3 | 4 | 5 | 6 | 7 | 8 | 9 | 10 | 11 | 12 | 13 | 14 | 15 | 16 | 17 | 18 | 19 | 20 | 21 | 22 | 23 | 24 |

schlecht

mies

katastrophal

Bei wieviel Prozent lag mein ...

| 0% | 100% |

Energielevel?

| 0% | 100% |

Entspannungsgefühl?

Therapiegespräch gehabt? ☐   Arztgespräch gehabt? ☐   Gedanken dazu: _____

Wann habe ich heute ...

gegessen?

geschlafen?

| 1 | 2 | 3 | 4 | 5 | 6 | 7 | 8 | 9 | 10 | 11 | 12 | 13 | 14 | 15 | 16 | 17 | 18 | 19 | 20 | 21 | 22 | 23 | 24 |

mich bewegt?

So sieht unser Tag in Bildern aus:

Was habe ich heute erlebt? Wie sah mein Therapieplan aus?

Was kann ich Tolles über mein(e) Kind(er) sagen?

Welche körperlichen Beschwerden haben mich beeinträchtigt?

Was fällt mir sonst noch ein?

Meine heutige Tagesstatistik

Wie sahen meine Emotionen im Laufe des Tages aus?

euphorisch

super

gut

neutral   1 2 3 4 5 6 7 8 9 10 11 12 13 14 15 16 17 18 19 20 21 22 23 24

schlecht

mies

katastrophal

Bei wieviel Prozent lag mein ...

0% 100%		0% 100%

Energielevel?   Entspannungsgefühl?

Therapiegespräch gehabt? ☐   Arztgespräch gehabt? ☐   Gedanken dazu: _____

Wann habe ich heute ...

gegessen?

geschlafen?   1 2 3 4 5 6 7 8 9 10 11 12 13 14 15 16 17 18 19 20 21 22 23 24

mich bewegt?

So sieht unser Tag in Bildern aus:

Kurtag 21:

Was habe ich heute erlebt? Wie sah mein Therapieplan aus?

Was kann ich Tolles über mein(e) Kind(er) sagen?

Welche körperlichen Beschwerden haben mich beeinträchtigt?

Was fällt mir sonst noch ein?

Meine heutige Tagesstatistik

Wie sahen meine Emotionen im Laufe des Tages aus?

euphorisch

super

gut

neutral | 1 | 2 | 3 | 4 | 5 | 6 | 7 | 8 | 9 | 10 | 11 | 12 | 13 | 14 | 15 | 16 | 17 | 18 | 19 | 20 | 21 | 22 | 23 | 24

schlecht

mies

katastrophal

Bei wieviel Prozent lag mein ...

| 0% | 100% |

Energielevel?

| 0% | 100% |

Entspannungsgefühl?

Therapiegespräch gehabt? ☐   Arztgespräch gehabt? ☐   Gedanken dazu: _____

Wann habe ich heute ...

gegessen?

geschlafen? | 1 | 2 | 3 | 4 | 5 | 6 | 7 | 8 | 9 | 10 | 11 | 12 | 13 | 14 | 15 | 16 | 17 | 18 | 19 | 20 | 21 | 22 | 23 | 24

mich bewegt?

So sieht unser Tag in Bildern aus:

Wochenrückblick

Meine 3 tollsten Erlebnisse/Eindrücke der vergangenen Woche:

1._____

_____

2._____

_____

3._____

_____

Wie geht es mir?

_____

_____

_____

Wie nehme ich meine Kinder wahr?

_____

_____

_____

Raum für eigene Gedanken:

_____

_____

_____

_____

_____

_____

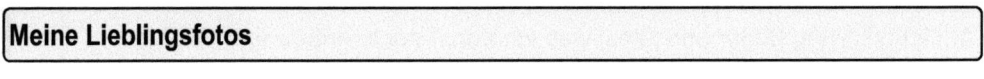

Meine Lieblingsfotos

Ansichtskarten, Bilder und alles, was ich sonst noch aufbewahren will…

Impuls 3: Die Kraft der Gedanken

Nach meiner eigenen Mutter-Kind-Kur hat sich in meinem Leben so einiges verändert. Oft denke ich, es ist untertrieben, lediglich von einem Kurerfolg zu sprechen. Vielmehr war meine Kur der Auslöser für eine Richtungskorrektur und somit ein Leben veränderndes Ereignis. Ich glaube nicht an Zufälle im Leben. Mir gefällt die Idee von Edward N. Lorenz, der beschreibt, dass der Flügelschlag eines Schmetterlings in Brasilien einen Tornado in Texas auslösen kann. Ich glaube an die Magie von Energien die uns umgeben und die in Kombination mit der Kraft unserer Gedanken wirken: Dinge anziehen oder abstoßen zu können. Somit sind meine Kur und die darauf folgenden Veränderungen eine logische Konsequenz meines veränderten Denkens.

Die Vorstellung, dass unsere Gedanken einen direkten Einfluss auf unser Leben haben können, ist nicht gerade neu. Im Managementbereich sind mir diese Erkenntnisse bereits vor 25 Jahren über den Weg gelaufen – und dort waren sie damals schon nichts Neues. Waren viele dieser Ideen vormals reine Annahmen, so hat die Hirnforschung der vergangenen Jahrzehnte viel dazu beigetragen, diese auch im Bereich der Persönlichkeitsentwicklung und Lebensentfaltung salonfähig zu machen. Heute propagieren Mediziner, Therapeuten, Trainer, Coaches und Vertreter von Wirtschaft, Politik, Religion, Bildung und dem Sozialwesen in irgendeiner Form die Kraft einer gewissen Gedankenhygiene. Sportler wissen schon seit vielen Jahren, dass Siege zuerst im Kopf errungen werden. Warum also nicht auch in anderen Bereichen – zum Beispiel in Ihrer ganz persönlichen Entwicklung und Entfaltung?

Es gibt unzählige Beispiele und Geschichten von und über Menschen, die Kraft ihrer Gedanken im Stande waren Großartiges zu vollbringen. Mich inspirierte zum Beispiel die Geschichte von Hal Elrod. Hal Elrod ist Coach, Keynote Speaker, Bestsellerautor und Ultra-Marathon-Läufer. Im Alter von 20 Jahren wurde er bei einem Autounfall so schwer verletzt, dass man ihm sagte, er werde nie wieder gehen können. Wenn Sie seine eigene Schilderung dieses Unfalls lesen, werden Sie sofort denken, dass sein Leben damit gelaufen ist. Er jedoch beschloss sein Schicksal selbst in die Hand zu nehmen und lernte nicht nur das Laufen neu, sondern entwickelte auch seine erfolgreiche Miracle Morning-Methode, mit der inzwischen Menschen auf der ganzen Welt ihr Leben komplett geändert haben. Ich empfehle Ihnen wärmstens, sein Buch „Miracle Morning" zu lesen. Dies wäre eine lohnenswerte Investition in Ihre eigene Persönlichkeitsentwicklung. In meiner Funktion als freie Kurberaterin der Kurhilfe höre ich oft von gestressten Müttern oder Vätern, dass sie sich dringend Momente der Ruhe und ungestörte Zeitfenster wünschen. Wenn Sie sich für die Idee des „Miracle Morning" erwärmen können, verspreche ich Ihnen, dass Sie genau das finden werden und darüber hinaus noch viel mehr.

Wenn Sie sich intensiv mit der Kraft Ihrer Gedanken auseinandersetzen wollen, kann ich Ihnen aus tiefster Überzeugung die Lehren von Nikolaus B. Enkelmann empfehlen. Er ist einer der ganz großen Lehrmeister in Sachen Persönlichkeitsentwicklung und Lebensentfaltung. Ich bin wirklich dankbar, Ihn kennengelernt zu haben! Googeln Sie einmal seine 14 Gesetze zur Lebensentfaltung, die er in Anlehnung an sein Buch „Die Formel des Erfolgs" definiert hat. Großartige Gedanken von einem sehr weisen Mann, kann ich Ihnen sagen! Ich habe eine seiner bereichernden Reden auf CD immer in meinem Auto dabei. Wenn ein Tag, Ereignisse oder Begegnungen spürbar negativ auf mich wirken, hilft mir diese CD, meine Gedanken wieder in eine kraftvolle, positive Richtung zu lenken. Welches Werkzeug nutzen Sie in solchen Momenten?

Da ich sehr früh in meinem Leben mit Büchern und Menschen in Berührung gekommen bin, die mich von der Kraft meiner eigenen Gedanken überzeugen konnten, ist es über die Jahre für mich ein unbewusster Automatismus geworden, diese auch zu nutzen. Wenn Sie heute damit beginnen möchten, diese Kräfte für sich zu nutzen, bedarf es vielleicht einiger Übung und Anleitung. Dafür sind Affirmationen hervorragend geeignet. Diese positiven Impulse gehören zu den effektivsten Werkzeugen, um unsere Geisteshaltung zu beeinflussen und unsere Ziele zu erreichen. Viele Prominente unserer Zeit, aus allen nur denkbaren Bereichen, bekennen sich heute offen zur Kraft von Affirmationen.

Affirmationen zu verwenden hört sich nur auf den ersten Blick ungewöhnlich an. Bei näherer Betrachtung wird uns bewusst, dass wir ohnehin quasi ständig mit uns selbst sprechen. Und glauben Sie mir, dass tut wirklich jeder! Dieser innere Dialog findet völlig unbewusst statt. Er ist stark geprägt von unseren Erfahrungen und Glaubenssätzen. Somit kann er negativ oder positiv Einfluss auf uns nehmen. Die Kunst, die Kraft der Gedanken zu nutzen beginnt also damit, sich diese Prozesse bewusst zu machen und in eine positive Richtung zu lenken. Befreien Sie sich von dem Negativen. In dem Moment, in dem Sie sich weigern über Negatives zu sprechen, beginnt positives Leben. Sprechen Sie vielmehr über Ihre Wünsche, Ihre Ziele, Ihre Träume und Ihre Hoffnungen; über die Zukunft und über die Dinge, die in Ihrem Leben Wirklichkeit werden sollen.

Vielleicht beginnen Sie noch heute mit folgender Affirmation:

„Mein Unterbewusstsein ist meine größte Ressource. Es besitzt die Fähigkeit und Kraft, meine Wünsche zu erfüllen. Ich bin fest entschlossen, die Fähigkeiten und Kräfte meines Unterbewusstseins zu nutzen. Ich werde jeden Tag lernen, mein Unterbewusstsein überzeugend und suggestiv anzusprechen. Das stärkt und kräftigt meine Persönlichkeit! Mein Unterbewusstsein wird seine Kräfte frei setzen, um meine Wünsche zu erfüllen. Daher werde ich täglich mein Unterbewusstsein besprechen um es zu aktivieren und mir seine Stärke zu Nutze zu machen. Mein Unterbewusstsein ist meine größte Ressource!"

Gute Erfahrungen mit Affirmationen habe ich, wenn ich sie früh morgens spreche. Einfach im Bad vor dem Spiegel einen Moment innehalten und sie aufsagen. Im Idealfall haben Sie sie auswendig gelernt, aber auch ein kleines Kärtchen am Spiegel hilft Ihnen. Sie werden von Tag zu Tag besser und können bald dazu übergehen, Ihre Affirmation inhaltlich zu verändern. Vermeiden Sie dabei Steigerungsformen wie z.B. „intensiver". Bringen Sie Ihre Aussagen auf den Punkt. Inhaltlich können Sie Ihre Affirmationen für jedes beliebige Thema anwenden. Positive Gedanken, Gesundheit, Glück, Motivation oder besondere Ziele und Herausforderungen. Alles ist mit der Kraft der Gedanken möglich! Finden Sie für sich einen Zugang und nutzen Sie diese Kräfte jeden Tag bewusst!

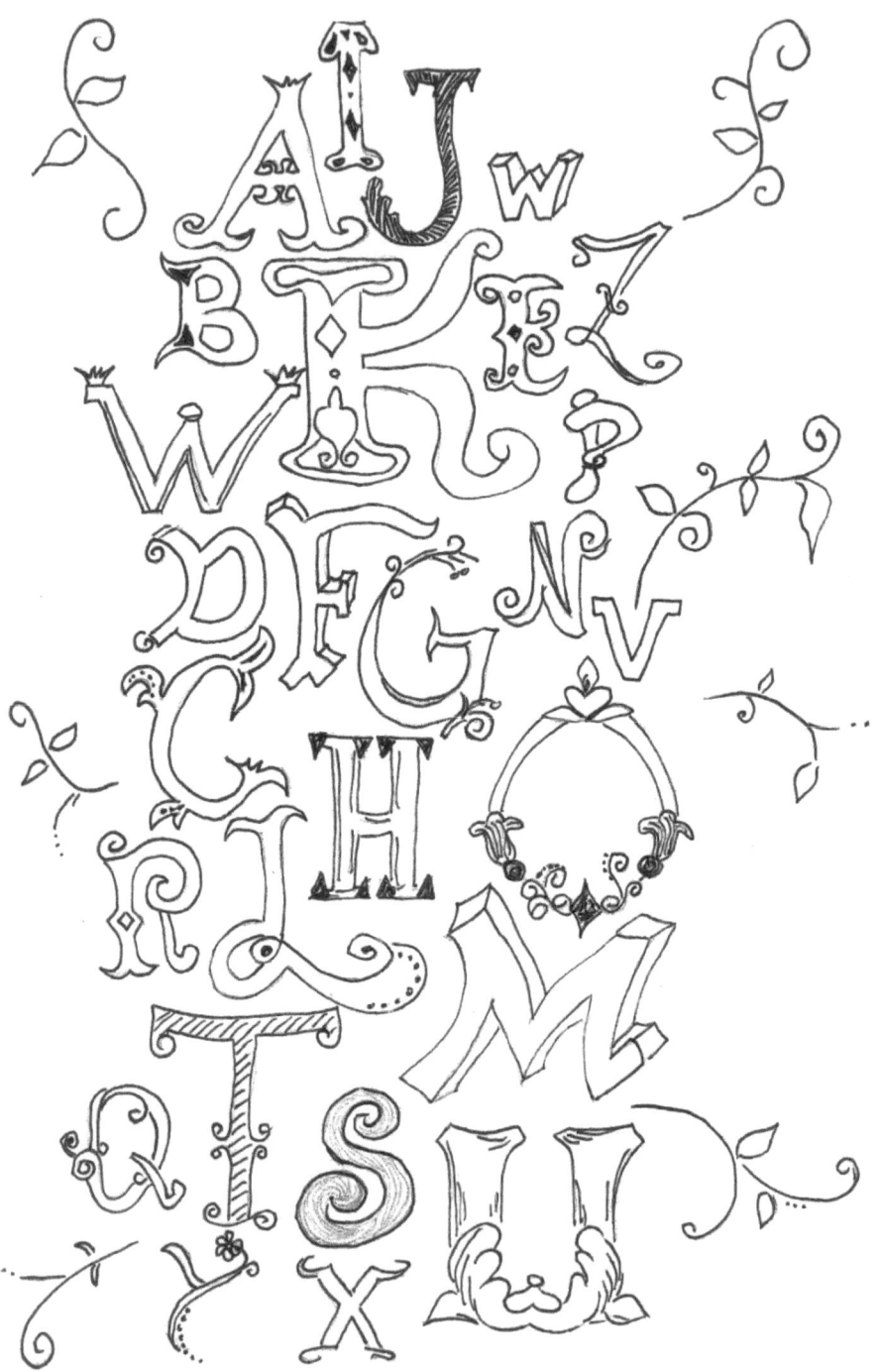

Versuchen Sie sich darin, ein paar Affirmationen zu formulieren.

Kurtag 22:

Was habe ich heute erlebt? Wie sah mein Therapieplan aus?

Was kann ich Tolles über mein(e) Kind(er) sagen?

Welche körperlichen Beschwerden haben mich beeinträchtigt?

Was fällt mir sonst noch ein?

Meine heutige Tagesstatistik

Wie sahen meine Emotionen im Laufe des Tages aus?

	1	2	3	4	5	6	7	8	9	10	11	12	13	14	15	16	17	18	19	20	21	22	23	24

euphorisch

super

gut

neutral

schlecht

mies

katastrophal

Bei wieviel Prozent lag mein ...

0%	100%		0%	100%

Energielevel?   Entspannungsgefühl?

Therapiegespräch gehabt? ☐   Arztgespräch gehabt? ☐   Gedanken dazu: _____

Wann habe ich heute ...

	1	2	3	4	5	6	7	8	9	10	11	12	13	14	15	16	17	18	19	20	21	22	23	24

gegessen?

geschlafen?

mich bewegt?

So sieht unser Tag in Bildern aus:

Kurtag 23:

Was habe ich heute erlebt? Wie sah mein Therapieplan aus?

Was kann ich Tolles über mein(e) Kind(er) sagen?

Welche körperlichen Beschwerden haben mich beeinträchtigt?

Was fällt mir sonst noch ein?

Meine heutige Tagesstatistik

Wie sahen meine Emotionen im Laufe des Tages aus?

euphorisch

super

gut

neutral | 1 2 3 4 5 6 7 8 9 10 11 12 13 14 15 16 17 18 19 20 21 22 23 24

schlecht

mies

katastrophal

Bei wieviel Prozent lag mein …

| 0%   100% | | 0%   100% |
| Energielevel? | | Entspannungsgefühl? |

Therapiegespräch gehabt? ☐   Arztgespräch gehabt? ☐   Gedanken dazu: _____

_____

Wann habe ich heute …

gegessen?

geschlafen? | 1 2 3 4 5 6 7 8 9 10 11 12 13 14 15 16 17 18 19 20 21 22 23 24

mich bewegt?

So sieht unser Tag in Bildern aus:

Kurtag 24:

Was habe ich heute erlebt? Wie sah mein Therapieplan aus?

Was kann ich Tolles über mein(e) Kind(er) sagen?

Welche körperlichen Beschwerden haben mich beeinträchtigt?

Was fällt mir sonst noch ein?

Meine heutige Tagesstatistik

Wie sahen meine Emotionen im Laufe des Tages aus?

euphorisch

super

gut

neutral 1 2 3 4 5 6 7 8 9 10 11 12 13 14 15 16 17 18 19 20 21 22 23 24

schlecht

mies

katastrophal

Bei wieviel Prozent lag mein ...

0%   100%   0%   100%

Energielevel?   Entspannungsgefühl?

Therapiegespräch gehabt? ☐   Arztgespräch gehabt? ☐   Gedanken dazu: _____

_____

Wann habe ich heute ...

gegessen?

geschlafen? 1 2 3 4 5 6 7 8 9 10 11 12 13 14 15 16 17 18 19 20 21 22 23 24

mich bewegt?

So sieht unser Tag in Bildern aus:

Kurtag 25:

Was habe ich heute erlebt? Wie sah mein Therapieplan aus?

Was kann ich Tolles über mein(e) Kind(er) sagen?

Welche körperlichen Beschwerden haben mich beeinträchtigt?

Was fällt mir sonst noch ein?

Meine heutige Tagesstatistik

Wie sahen meine Emotionen im Laufe des Tages aus?

euphorisch

super

gut

neutral

| 1 | 2 | 3 | 4 | 5 | 6 | 7 | 8 | 9 | 10 | 11 | 12 | 13 | 14 | 15 | 16 | 17 | 18 | 19 | 20 | 21 | 22 | 23 | 24 |

schlecht

mies

katastrophal

Bei wieviel Prozent lag mein ...

| 0% | 100% | | 0% | 100% |

Energielevel?   Entspannungsgefühl?

Therapiegespräch gehabt? ☐   Arztgespräch gehabt? ☐   Gedanken dazu: _____

_____

Wann habe ich heute ...

gegessen?

geschlafen?

| 1 | 2 | 3 | 4 | 5 | 6 | 7 | 8 | 9 | 10 | 11 | 12 | 13 | 14 | 15 | 16 | 17 | 18 | 19 | 20 | 21 | 22 | 23 | 24 |

mich bewegt?

So sieht unser Tag in Bildern aus:

Was habe ich heute erlebt? Wie sah mein Therapieplan aus?

Was kann ich Tolles über mein(e) Kind(er) sagen?

Welche körperlichen Beschwerden haben mich beeinträchtigt?

Was fällt mir sonst noch ein?

Meine heutige Tagesstatistik

Wie sahen meine Emotionen im Laufe des Tages aus?

euphorisch

super

gut

neutral 1 2 3 4 5 6 7 8 9 10 11 12 13 14 15 16 17 18 19 20 21 22 23 24

schlecht

mies

katastrophal

Bei wieviel Prozent lag mein ...

| 0%   100% | | 0%   100% |

Energielevel?   Entspannungsgefühl?

Therapiegespräch gehabt? ☐   Arztgespräch gehabt? ☐   Gedanken dazu: _____

_____

Wann habe ich heute ...

gegessen?

geschlafen? 1 2 3 4 5 6 7 8 9 10 11 12 13 14 15 16 17 18 19 20 21 22 23 24

mich bewegt?

So sieht unser Tag in Bildern aus:

Kurtag 27:

Was habe ich heute erlebt? Wie sah mein Therapieplan aus?

Was kann ich Tolles über mein(e) Kind(er) sagen?

Welche körperlichen Beschwerden haben mich beeinträchtigt?

Was fällt mir sonst noch ein?

Meine heutige Tagesstatistik

Wie sahen meine Emotionen im Laufe des Tages aus?

euphorisch

super

gut

neutral

| 1 | 2 | 3 | 4 | 5 | 6 | 7 | 8 | 9 | 10 | 11 | 12 | 13 | 14 | 15 | 16 | 17 | 18 | 19 | 20 | 21 | 22 | 23 | 24 |

schlecht

mies

katastrophal

Bei wieviel Prozent lag mein ...

0%   100%

Energielevel?

0%   100%

Entspannungsgefühl?

Therapiegespräch gehabt? ☐   Arztgespräch gehabt? ☐   Gedanken dazu: _____

_____

Wann habe ich heute ...

gegessen?

geschlafen?

| 1 | 2 | 3 | 4 | 5 | 6 | 7 | 8 | 9 | 10 | 11 | 12 | 13 | 14 | 15 | 16 | 17 | 18 | 19 | 20 | 21 | 22 | 23 | 24 |

mich bewegt?

So sieht unser Tag in Bildern aus:

Kurtag 28:

Was habe ich heute erlebt? Wie sah mein Therapieplan aus?

Was kann ich Tolles über mein(e) Kind(er) sagen?

Welche körperlichen Beschwerden haben mich beeinträchtigt?

Was fällt mir sonst noch ein?

Meine heutige Tagesstatistik

Wie sahen meine Emotionen im Laufe des Tages aus?

euphorisch

super

gut

neutral | 1 | 2 | 3 | 4 | 5 | 6 | 7 | 8 | 9 | 10 | 11 | 12 | 13 | 14 | 15 | 16 | 17 | 18 | 19 | 20 | 21 | 22 | 23 | 24

schlecht

mies

katastrophal

Bei wieviel Prozent lag mein ...

0% 100%		0% 100%
Energielevel?		Entspannungsgefühl?

Therapiegespräch gehabt? ☐   Arztgespräch gehabt? ☐   Gedanken dazu: _____

_____

Wann habe ich heute ...

gegessen?

geschlafen? | 1 | 2 | 3 | 4 | 5 | 6 | 7 | 8 | 9 | 10 | 11 | 12 | 13 | 14 | 15 | 16 | 17 | 18 | 19 | 20 | 21 | 22 | 23 | 24

mich bewegt?

So sieht unser Tag in Bildern aus:

Wochenrückblick

Meine 3 tollsten Erlebnisse/Eindrücke der vergangenen Woche:

1._____

_____

2._____

_____

3._____

_____

Wie geht es mir?

_____

_____

_____

Wie nehme ich meine Kinder wahr?

_____

_____

_____

Raum für eigene Gedanken:

_____

_____

_____

_____

_____

_____

Abreisetag

Gedanken zur Abreise

Meine Lieblingsfotos

Ansichtskarten, Bilder und alles, was ich sonst noch aufbewahren will…

Impuls 4: Nach der Kur geht's richtig los

Wahnsinn, wie die Zeit vergeht! Drei, vielleicht auch vier Wochen Kur liegen hinter Ihnen. Kam Ihnen diese Zeit ehr kurz oder lang vor? Spüren Sie eine Veränderung? Wie hat es Ihnen gefallen? Was werden Sie zu Hause erzählen? Was war so eindrücklich, dass Sie es lange in Erinnerung behalten werden? Welche Ideen und Anregungen nehmen Sie für Ihren Alltag mit? Alles Fragen, die es wert sind, dass man ihnen einige Momente der Aufmerksamkeit widmet.

Ich habe Ihnen in den vergangenen Wochen verschiedene Impulse mit auf den Weg gegeben. Ich habe über Resilienz und Veränderung geschrieben, aber auch und vor allem über die Kraft Ihrer Gedanken. Was davon können Sie annehmen und welche Anregungen in Ihren Alltag integrieren? Glauben Sie an die Kraft Ihrer Gedanken? Und die vor allem wichtigste Frage lautet: „Wollen Sie etwas verändern?". Wenn ja, dann kann ich Sie nur beglückwünschen. Ihre vertrautesten Mitmenschen werden vielleicht irritiert sein, im besten Fall freuen sie sich für Sie. Eventuell sagen diese Ihnen, dass in Ihrem Leben doch alles in bester Ordnung sei. Erinnern Sie sich an meinen ersten Impuls. Hier habe ich schon beschrieben, dass Menschen in aller Regel Veränderungen misstrauisch gegenüberstehen. Stehen Sie zu Ihren Ideen. Es geht immerhin um Ihr Leben. Und das müssen allein Sie leben. Nicht Ihre beste Freundin, nicht Eltern und Geschwister und vor allem nicht Kollegen und Nachbarn.

Die Person, mit der Sie jedoch dringend über Ihre Veränderungswünsche sprechen sollten, ist Ihr(e) Partner(in) – so vorhanden. Damit sollten Sie beginnen! Machen Sie das nicht zwischen Tür und Angel, sondern nehmen Sie sich gemeinsame Zeit dafür. Machen Sie eine Bestandsaufnahme! Wo stehen wir? Wo wollen wir hin? Wie soll unser Leben in 2 Jahren aussehen, in 5 Jahren, in 20 Jahren? Gestalten Sie gemeinsam ein „Visionboard" (eine selbst gestaltete Zielcollage). Sprechen Sie über Wünsche, Träume, Ziele. Welche Richtungswechsel und Veränderungen sind nötig? Nutzen Sie die Energie Ihrer Kur und machen Sie diese Planung zeitnah; mutig und kraftvoll!

Meine Vorsätze für die Zeit nach der Kur

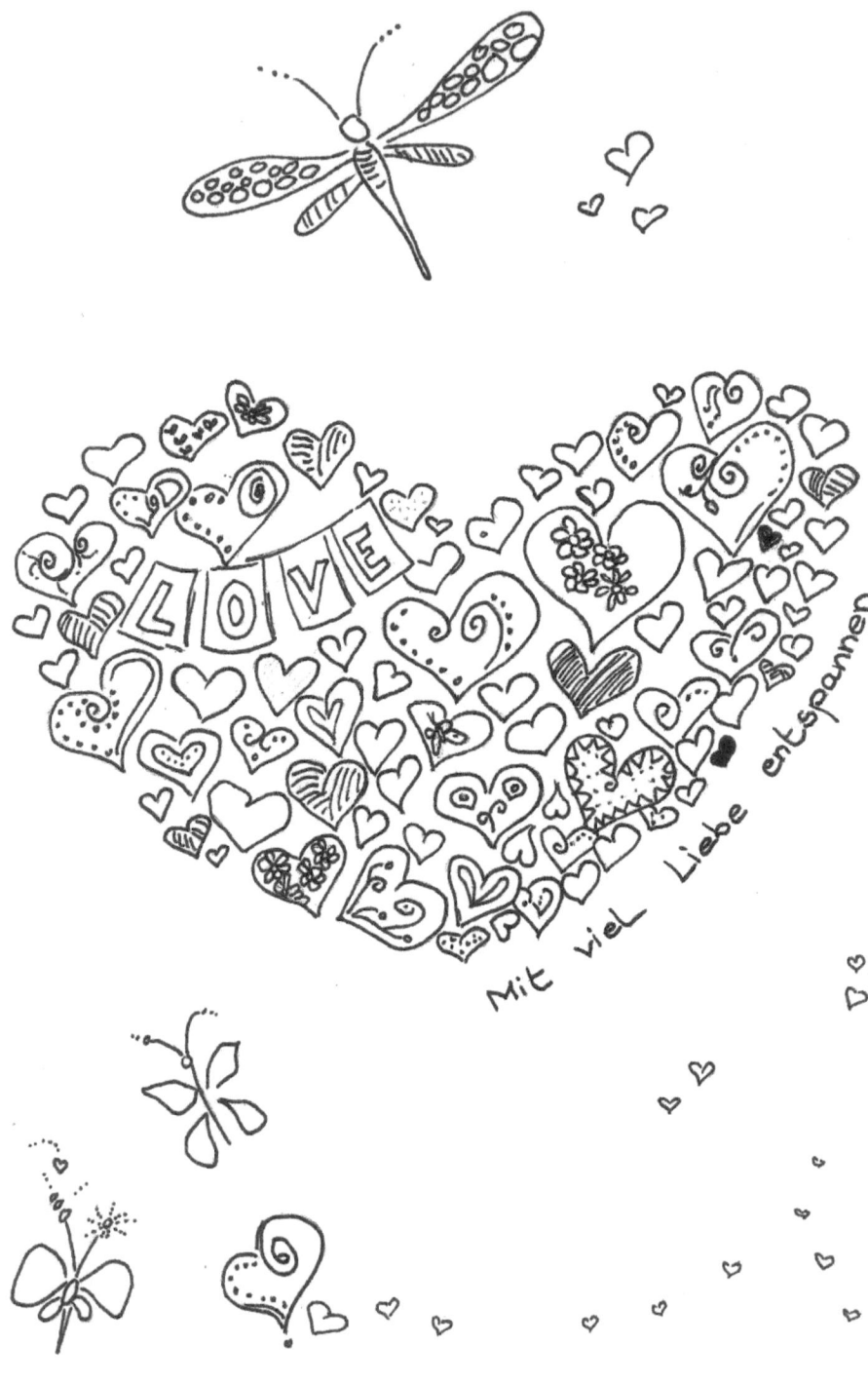

LOVE

Mit viel Liebe entspannen

Welche Entspannungstechniken kennen Sie? Schreiben Sie ein paar auf.

Datum: (erster Tag zu Hause)

Was habe ich heute Positives erlebt?

Was kann ich Tolles über meine Familie sagen?

Welche Veränderungen konnte ich bewirken?

Welche Veränderungen möchte ich in den nächsten Tagen herbei führen?

Meine heutige Tagesstatistik

Wie sahen meine Emotionen im Laufe des Tages aus?

euphorisch

super

gut

neutral | 1 | 2 | 3 | 4 | 5 | 6 | 7 | 8 | 9 | 10 | 11 | 12 | 13 | 14 | 15 | 16 | 17 | 18 | 19 | 20 | 21 | 22 | 23 | 24

schlecht

mies

katastrophal

Bei wieviel Prozent lag mein …

| 0% | 100% |

Energielevel?

| 0% | 100% |

Entspannungsgefühl?

Wann habe ich heute …

gegessen?

geschlafen? | 1 | 2 | 3 | 4 | 5 | 6 | 7 | 8 | 9 | 10 | 11 | 12 | 13 | 14 | 15 | 16 | 17 | 18 | 19 | 20 | 21 | 22 | 23 | 24

mich bewegt?

So sieht unser Tag in Bildern aus:

Datum:

Was habe ich heute Positives erlebt?

Was kann ich Tolles über meine Familie sagen?

Welche Veränderungen konnte ich bewirken?

Welche Veränderungen möchte ich in den nächsten Tagen herbei führen?

Meine heutige Tagesstatistik

Wie sahen meine Emotionen im Laufe des Tages aus?

euphorisch

super

gut

neutral

| 1 | 2 | 3 | 4 | 5 | 6 | 7 | 8 | 9 | 10 | 11 | 12 | 13 | 14 | 15 | 16 | 17 | 18 | 19 | 20 | 21 | 22 | 23 | 24 |

schlecht

mies

katastrophal

Bei wieviel Prozent lag mein ...

| 0% | 100% |

Energielevel?

| 0% | 100% |

Entspannungsgefühl?

Wann habe ich heute ...

gegessen?

geschlafen?

| 1 | 2 | 3 | 4 | 5 | 6 | 7 | 8 | 9 | 10 | 11 | 12 | 13 | 14 | 15 | 16 | 17 | 18 | 19 | 20 | 21 | 22 | 23 | 24 |

mich bewegt?

So sieht unser Tag in Bildern aus:

Datum:

Was habe ich heute Positives erlebt?

Was kann ich Tolles über meine Familie sagen?

Welche Veränderungen konnte ich bewirken?

Welche Veränderungen möchte ich in den nächsten Tagen herbei führen?

Meine heutige Tagesstatistik

Wie sahen meine Emotionen im Laufe des Tages aus?

| euphorisch |
| super |
| gut |
| neutral |
| schlecht |
| mies |
| katastrophal |

1 2 3 4 5 6 7 8 9 10 11 12 13 14 15 16 17 18 19 20 21 22 23 24

Bei wieviel Prozent lag mein ...

| 0% | 100% |

Energielevel?

| 0% | 100% |

Entspannungsgefühl?

Wann habe ich heute ...

gegessen?

geschlafen?

1 2 3 4 5 6 7 8 9 10 11 12 13 14 15 16 17 18 19 20 21 22 23 24

mich bewegt?

So sieht unser Tag in Bildern aus:

Datum:

Was habe ich heute Positives erlebt?

Was kann ich Tolles über meine Familie sagen?

Welche Veränderungen konnte ich bewirken?

Welche Veränderungen möchte ich in den nächsten Tagen herbei führen?

Meine heutige Tagesstatistik

Wie sahen meine Emotionen im Laufe des Tages aus?

euphorisch

super

gut

neutral | 1 | 2 | 3 | 4 | 5 | 6 | 7 | 8 | 9 | 10 | 11 | 12 | 13 | 14 | 15 | 16 | 17 | 18 | 19 | 20 | 21 | 22 | 23 | 24

schlecht

mies

katastrophal

Bei wieviel Prozent lag mein ...

0%   100%

Energielevel?

0%   100%

Entspannungsgefühl?

Wann habe ich heute ...

gegessen?

geschlafen? | 1 | 2 | 3 | 4 | 5 | 6 | 7 | 8 | 9 | 10 | 11 | 12 | 13 | 14 | 15 | 16 | 17 | 18 | 19 | 20 | 21 | 22 | 23 | 24

mich bewegt?

So sieht unser Tag in Bildern aus:

Datum:

Was habe ich heute Positives erlebt?

Was kann ich Tolles über meine Familie sagen?

Welche Veränderungen konnte ich bewirken?

Welche Veränderungen möchte ich in den nächsten Tagen herbei führen?

Meine heutige Tagesstatistik

Wie sahen meine Emotionen im Laufe des Tages aus?

euphorisch

super

gut

neutral

1	2	3	4	5	6	7	8	9	10	11	12	13	14	15	16	17	18	19	20	21	22	23	24

schlecht

mies

katastrophal

Bei wieviel Prozent lag mein ...

0%	100%

Energielevel?

0%	100%

Entspannungsgefühl?

Wann habe ich heute ...

gegessen?

geschlafen?

1	2	3	4	5	6	7	8	9	10	11	12	13	14	15	16	17	18	19	20	21	22	23	24

mich bewegt?

So sieht unser Tag in Bildern aus:

Datum:

Was habe ich heute Positives erlebt?

Was kann ich Tolles über meine Familie sagen?

Welche Veränderungen konnte ich bewirken?

Welche Veränderungen möchte ich in den nächsten Tagen herbei führen?

Meine heutige Tagesstatistik

Wie sahen meine Emotionen im Laufe des Tages aus?

euphorisch

super

gut

neutral | 1 | 2 | 3 | 4 | 5 | 6 | 7 | 8 | 9 | 10 | 11 | 12 | 13 | 14 | 15 | 16 | 17 | 18 | 19 | 20 | 21 | 22 | 23 | 24

schlecht

mies

katastrophal

Bei wieviel Prozent lag mein …

| 0% | 100% |

Energielevel?

| 0% | 100% |

Entspannungsgefühl?

Wann habe ich heute …

gegessen?

geschlafen? | 1 | 2 | 3 | 4 | 5 | 6 | 7 | 8 | 9 | 10 | 11 | 12 | 13 | 14 | 15 | 16 | 17 | 18 | 19 | 20 | 21 | 22 | 23 | 24

mich bewegt?

So sieht unser Tag in Bildern aus:

Datum:

Was habe ich heute Positives erlebt?

Was kann ich Tolles über meine Familie sagen?

Welche Veränderungen konnte ich bewirken?

Welche Veränderungen möchte ich in den nächsten Tagen herbei führen?

Meine heutige Tagesstatistik

Wie sahen meine Emotionen im Laufe des Tages aus?

euphorisch

super

gut

neutral

| 1 | 2 | 3 | 4 | 5 | 6 | 7 | 8 | 9 | 10 | 11 | 12 | 13 | 14 | 15 | 16 | 17 | 18 | 19 | 20 | 21 | 22 | 23 | 24 |

schlecht

mies

katastrophal

Bei wieviel Prozent lag mein ...

| 0% | 100% |

Energielevel?

| 0% | 100% |

Entspannungsgefühl?

Wann habe ich heute ...

gegessen?

geschlafen?

| 1 | 2 | 3 | 4 | 5 | 6 | 7 | 8 | 9 | 10 | 11 | 12 | 13 | 14 | 15 | 16 | 17 | 18 | 19 | 20 | 21 | 22 | 23 | 24 |

mich bewegt?

So sieht unser Tag in Bildern aus:

Wochenrückblick – die erste Woche nach der Kur

Meine 3 tollsten Erlebnisse/Eindrücke der vergangenen Woche:

1._____

_____

2._____

_____

3._____

_____

Wie geht es mir?

_____

_____

_____

_____

_____

_____

Raum für eigene Gedanken:

_____

_____

_____

_____

_____

_____

_____

_____

Einsichten, Gedanken, Gefühle, Träume, Wünsche, Ziele

Impuls 5: Das Rad des Lebens

Im Abschnitt „Nach der Kur geht´s richtig los" habe ich Sie ermuntert, eine Bestandsaufnahme Ihres Lebens zu machen. Nur wenn Sie wissen und Ihnen bewusst ist, wo Sie stehen, können Sie Veränderungen planen und Ziele definieren. Ähnlich dem Navigator eines Schiffes. Er muss auch zuerst den Standort des Schiffes bestimmen, um dann Route und Ziel festlegen zu können.

So eine Standortbestimmung ist gar nicht so einfach, wenn man darin nicht unbedingt geübt ist. Wo anfangen – wo aufhören? Was ist wirklich wichtig und nach welchen Kriterien soll ich sortieren? Die folgende Übung kann Ihnen helfen, sich einen Überblick über Ihre Lebenssituation zu verschaffen. Genau dafür wurde sie entwickelt. Sie findet heute oft Anwendung in Coachingsitzungen, wenn es um die Frage geht: „Wo stehe ich?".

Ihre Aufgabe ist es, im „Rad des Lebens" (in Form eines Spinnennetzdiagramms) zu kennzeichnen, wie zufrieden Sie mit dem jeweiligen Lebensbereich sind. Zwölf verschiedene Lebensbereiche gibt es. Die inneren Ringe bilden die Skalierung von 0 bis 100%. Wenn Sie Ihr „Rad des Lebens" bearbeitet haben, werden Sie auf einen Blick erkennen, wie rund Ihr Lebensrad wirklich läuft oder in welchen Lebensbereichen es eine Unwucht gibt. Auf letztere Bereiche sollten Sie Ihr Augenmerk richten und gemeinsam mit Ihrem Partner nach Wegen suchen, um diese Unwucht zu beseitigen.

Welche nicht realisierten Träume, Wünsche, Ziele und Visionen verbergen sich hinter der aufgedeckten Unwucht? Welche Veränderungsprozesse können Sie kurzfristig, mittelfristig und langfristig in Gang bringen? Sprechen Sie miteinander! Wenn Sie keinen Partner haben, suchen Sie sich eine Person Ihres Vertrauens, die Sie bei dieser Übung unterstützen kann – oder geben Sie sich in die Hände eines Coaches. Nur Mut!

Auf der nächsten Seite finden Sie eine Vorlage für sich selbst zum Ausfüllen.

Viel Erfolg und gutes Gelingen!

Das Rad des Lebens - Vorlagenblatt

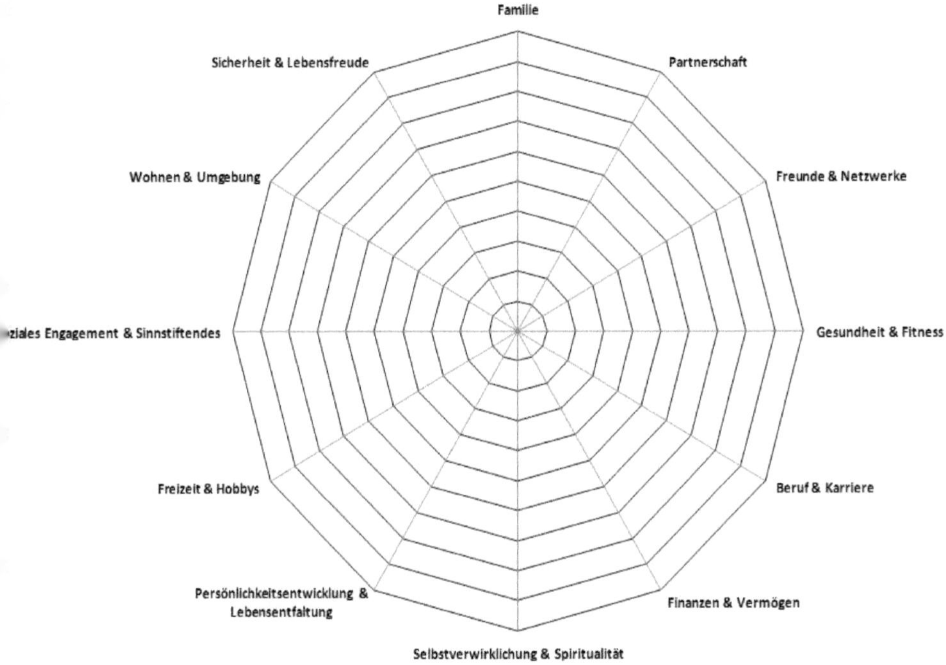

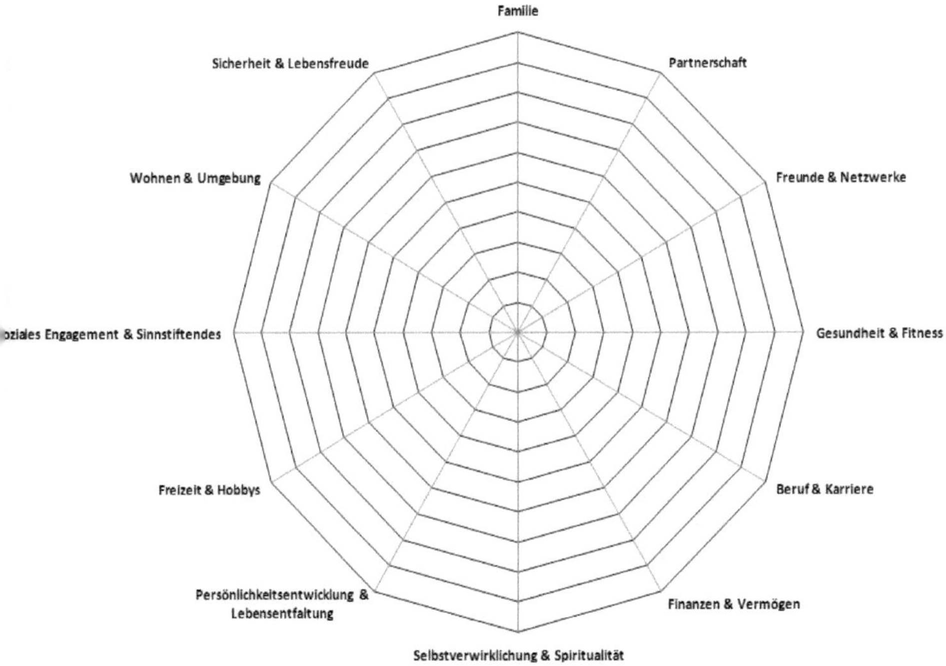

Familie — Partnerschaft — Freunde & Netzwerke — Gesundheit & Fitness — Beruf & Karriere — Finanzen & Vermögen — Selbstverwirklichung & Spiritualität — Persönlichkeitsentwicklung & Lebensentfaltung — Freizeit & Hobbys — Soziales Engagement & Sinnstiftendes — Wohnen & Umgebung — Sicherheit & Lebensfreude

Familie — Partnerschaft — Freunde & Netzwerke — Gesundheit & Fitness — Beruf & Karriere — Finanzen & Vermögen — Selbstverwirklichung & Spiritualität — Persönlichkeitsentwicklung & Lebensentfaltung — Freizeit & Hobbys — Soziales Engagement & Sinnstiftendes — Wohnen & Umgebung — Sicherheit & Lebensfreude

Datum:

Was habe ich heute Positives erlebt?

Was kann ich Tolles über meine Familie sagen?

Welche Veränderungen konnte ich bewirken?

Welche Veränderungen möchte ich in den nächsten Tagen herbei führen?

Meine heutige Tagesstatistik

Wie sahen meine Emotionen im Laufe des Tages aus?

euphorisch

super

gut

neutral

| 1 | 2 | 3 | 4 | 5 | 6 | 7 | 8 | 9 | 10 | 11 | 12 | 13 | 14 | 15 | 16 | 17 | 18 | 19 | 20 | 21 | 22 | 23 | 24 |

schlecht

mies

katastrophal

Bei wieviel Prozent lag mein ...

| 0%   100% | | 0%   100% |

Energielevel?   Entspannungsgefühl?

Wann habe ich heute ...

gegessen?

geschlafen?

| 1 | 2 | 3 | 4 | 5 | 6 | 7 | 8 | 9 | 10 | 11 | 12 | 13 | 14 | 15 | 16 | 17 | 18 | 19 | 20 | 21 | 22 | 23 | 24 |

mich bewegt?

So sieht unser Tag in Bildern aus:

Datum:

Was habe ich heute Positives erlebt?

Was kann ich Tolles über meine Familie sagen?

Welche Veränderungen konnte ich bewirken?

Welche Veränderungen möchte ich in den nächsten Tagen herbei führen?

Meine heutige Tagesstatistik

Wie sahen meine Emotionen im Laufe des Tages aus?

euphorisch	
super	
gut	
neutral	1 2 3 4 5 6 7 8 9 10 11 12 13 14 15 16 17 18 19 20 21 22 23 24
schlecht	
mies	
katastrophal	

Bei wieviel Prozent lag mein …

0% 100%	0% 100%
Energielevel?	Entspannungsgefühl?

Wann habe ich heute …

gegessen?	
geschlafen?	1 2 3 4 5 6 7 8 9 10 11 12 13 14 15 16 17 18 19 20 21 22 23 24
mich bewegt?	

So sieht unser Tag in Bildern aus:

Datum:

Was habe ich heute Positives erlebt?

Was kann ich Tolles über meine Familie sagen?

Welche Veränderungen konnte ich bewirken?

Welche Veränderungen möchte ich in den nächsten Tagen herbei führen?

Meine heutige Tagesstatistik

Wie sahen meine Emotionen im Laufe des Tages aus?

euphorisch

super

gut

neutral

| | 1 | 2 | 3 | 4 | 5 | 6 | 7 | 8 | 9 | 10 | 11 | 12 | 13 | 14 | 15 | 16 | 17 | 18 | 19 | 20 | 21 | 22 | 23 | 24 |

schlecht

mies

katastrophal

Bei wieviel Prozent lag mein ...

| 0% | 100% |

Energielevel?

| 0% | 100% |

Entspannungsgefühl?

Wann habe ich heute ...

gegessen?

geschlafen?

| | 1 | 2 | 3 | 4 | 5 | 6 | 7 | 8 | 9 | 10 | 11 | 12 | 13 | 14 | 15 | 16 | 17 | 18 | 19 | 20 | 21 | 22 | 23 | 24 |

mich bewegt?

So sieht unser Tag in Bildern aus:

Datum:

Was habe ich heute Positives erlebt?

Was kann ich Tolles über meine Familie sagen?

Welche Veränderungen konnte ich bewirken?

Welche Veränderungen möchte ich in den nächsten Tagen herbei führen?

Meine heutige Tagesstatistik

Wie sahen meine Emotionen im Laufe des Tages aus?

euphorisch

super

gut

neutral

| 1 | 2 | 3 | 4 | 5 | 6 | 7 | 8 | 9 | 10 | 11 | 12 | 13 | 14 | 15 | 16 | 17 | 18 | 19 | 20 | 21 | 22 | 23 | 24 |

schlecht

mies

katastrophal

Bei wieviel Prozent lag mein ...

| 0% | 100% |

Energielevel?

| 0% | 100% |

Entspannungsgefühl?

Wann habe ich heute ...

gegessen?

geschlafen?

| 1 | 2 | 3 | 4 | 5 | 6 | 7 | 8 | 9 | 10 | 11 | 12 | 13 | 14 | 15 | 16 | 17 | 18 | 19 | 20 | 21 | 22 | 23 | 24 |

mich bewegt?

So sieht unser Tag in Bildern aus:

Datum:

Was habe ich heute Positives erlebt?

Was kann ich Tolles über meine Familie sagen?

Welche Veränderungen konnte ich bewirken?

Welche Veränderungen möchte ich in den nächsten Tagen herbei führen?

Meine heutige Tagesstatistik

Wie sahen meine Emotionen im Laufe des Tages aus?

euphorisch

super

gut

neutral

| 1 | 2 | 3 | 4 | 5 | 6 | 7 | 8 | 9 | 10 | 11 | 12 | 13 | 14 | 15 | 16 | 17 | 18 | 19 | 20 | 21 | 22 | 23 | 24 |

schlecht

mies

katastrophal

Bei wieviel Prozent lag mein …

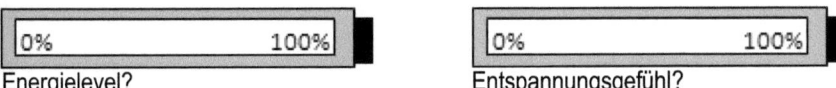

| 0% | 100% |

Energielevel?   Entspannungsgefühl?

Wann habe ich heute …

gegessen?

geschlafen?

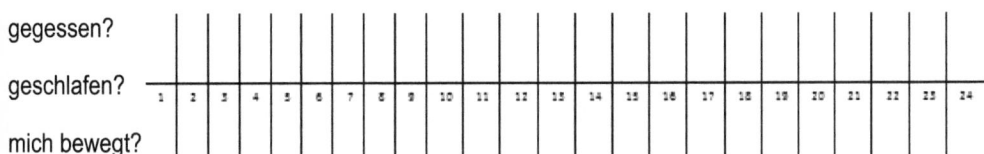

| 1 | 2 | 3 | 4 | 5 | 6 | 7 | 8 | 9 | 10 | 11 | 12 | 13 | 14 | 15 | 16 | 17 | 18 | 19 | 20 | 21 | 22 | 23 | 24 |

mich bewegt?

So sieht unser Tag in Bildern aus:

Datum:

Was habe ich heute Positives erlebt?

Was kann ich Tolles über meine Familie sagen?

Welche Veränderungen konnte ich bewirken?

Welche Veränderungen möchte ich in den nächsten Tagen herbei führen?

Meine heutige Tagesstatistik

Wie sahen meine Emotionen im Laufe des Tages aus?

euphorisch

super

gut

neutral

| 1 | 2 | 3 | 4 | 5 | 6 | 7 | 8 | 9 | 10 | 11 | 12 | 13 | 14 | 15 | 16 | 17 | 18 | 19 | 20 | 21 | 22 | 23 | 24 |

schlecht

mies

katastrophal

Bei wieviel Prozent lag mein ...

| 0%   100% |

Energielevel?

| 0%   100% |

Entspannungsgefühl?

Wann habe ich heute ...

gegessen?

geschlafen?

| 1 | 2 | 3 | 4 | 5 | 6 | 7 | 8 | 9 | 10 | 11 | 12 | 13 | 14 | 15 | 16 | 17 | 18 | 19 | 20 | 21 | 22 | 23 | 24 |

mich bewegt?

So sieht unser Tag in Bildern aus:

Datum:

Was habe ich heute Positives erlebt?

Was kann ich Tolles über meine Familie sagen?

Welche Veränderungen konnte ich bewirken?

Welche Veränderungen möchte ich in den nächsten Tagen herbei führen?

Meine heutige Tagesstatistik

Wie sahen meine Emotionen im Laufe des Tages aus?

euphorisch

super

gut

neutral | 1 | 2 | 3 | 4 | 5 | 6 | 7 | 8 | 9 | 10 | 11 | 12 | 13 | 14 | 15 | 16 | 17 | 18 | 19 | 20 | 21 | 22 | 23 | 24

schlecht

mies

katastrophal

Bei wieviel Prozent lag mein …

0%	100%

Energielevel?

0%	100%

Entspannungsgefühl?

Wann habe ich heute …

gegessen?

geschlafen? | 1 | 2 | 3 | 4 | 5 | 6 | 7 | 8 | 9 | 10 | 11 | 12 | 13 | 14 | 15 | 16 | 17 | 18 | 19 | 20 | 21 | 22 | 23 | 24

mich bewegt?

So sieht unser Tag in Bildern aus:

Wochenrückblick – die zweite Woche nach der Kur

Meine 3 tollsten Erlebnisse/Eindrücke der vergangenen Woche:

1._____

_____

2._____

_____

3._____

_____

Wie geht es mir?

_____

_____

_____

_____

_____

_____

Raum für eigene Gedanken:

_____

_____

_____

_____

_____

_____

_____

_____

Einsichten, Gedanken, Gefühle, Träume, Wünsche, Ziele

Impuls 7: Die Sache mit der großen Liebe

Was hat dieser Punkt in diesem Buch zu suchen? Diese Frage sollten wir näher beleuchten. Eine erfüllte und glückliche Beziehung macht einen wesentlichen Teil unserer Lebenszufriedenheit aus. In Zeiten, in denen jede zweite Ehe geschieden wird, scheint es nicht weit her zu sein mit glücklichen Beziehungen. Außerdem weiß man, dass es eine ungeheure Zahl (zumeist an Frauen gibt) die in ihrer Ehe bereits innerlich gekündigt haben, sich jedoch meist aus existenziellen Gründen noch nicht entschließen konnten zu gehen. Trotzdem werden laut Statistik heute bereits 80% aller Trennungen von Frauen initiiert. Psychologen gehen davon aus, dass statistisch gesehen aber 78% dieser Beziehungen zu retten wären! Wie kann das gelingen?

Ich habe vor einiger Zeit einen Vortrag von Dr. Claudia Enkelmann zum Thema „Mit Liebe, Lust und Leidenschaft zum Erfolg" gehört. Ich gebe zu, ich habe diesen Vortrag mehr als einmal gehört und habe mir zusätzlich das entsprechende Buch von ihr gekauft. Das sollten Sie auch tun, wenn Sie erfahren wollen, wie eine gelungene Partnerschaft Ihr Leben bereichern kann. Im Übrigen ist dieses Buch sehr unterhaltsam und hervorragend geeignet, um es mit dem Partner gemeinsam zu lesen.

Wie ist es um Ihre große Liebe bestellt? Erinnern Sie sich noch daran, wie alles begann? Sie haben Ihren Traummann oder Ihre Traumfrau getroffen und waren hin und weg. Sie konnten an nichts anderes denken und verspürten ein ständiges Kribbeln in der Magengegend. In dieser ersten Phase des Verliebtseins konnten Sie sprichwörtlich von Luft und Liebe leben. Essen war unwichtig und Schlaf wurde überbewertet, solange Sie nur bei Ihrem Liebsten oder Ihrer Liebsten sein konnten. Warum aber hört das alles irgendwann auf? Wir würden es vermutlich schlichtweg nicht überleben, wenn dieser Zustand ewig andauern würde. Schließlich sind alle Symptome des Verliebtseins auf vollkommen chaotische chemische Prozesse in unserem Körper zurückzuführen. Dieser schüttet nämlich in dieser ersten Phase des Verliebtseins Unmengen an Dopamin aus. Der Neurotransmitter, den der Volksmund auch gerne "Glückshormon" nennt, suggeriert

Erfüllung und Befriedigung und wird mit Euphorie aber ebenso mit Suchterkrankungen assoziiert. Wussten Sie, dass Liebende auf ein Bild Ihres oder Ihrer Angebeteten ebenso reagieren, wie ein Suchtkranker auf ein Bild seiner Droge? Außerdem ist die erhöhte Ausschüttung von Dopamin für die anfängliche Appetit- und Schlaflosigkeit verantwortlich.

Neben dem Neurotransmitter Dopamin ist auch der Einfluss des Aufputschhormons Adrenalin in der ersten Phase des Verliebtseins nicht zu unterschätzen. Dieses ist verantwortlich für das Kribbeln und die sprichwörtlichen Schmetterlinge im Bauch. Ihr Atem geht schneller, Ihr Blutdruck steigt und der Körper wird in eine Art Alarmzustand versetzt. Dabei unterscheiden sich die körperlichen Stressreaktionen des Flirtens nicht von denen einer Paniksituation.

Als ob dies alles nicht schon genug wäre, mischt auch noch das männliche Sexualhormon Testosteron kräftig mit. So sinkt zu Beginn einer Partnerschaft der Testosteron-Spiegel bei Männern. Dies führt dazu, dass sie ausgeglichener agieren. Liebe Frauen, nie wieder im Verlauf Ihrer Partnerschaft wird Ihr Traummann so viel mit Ihnen reden oder Sie bereitwillig beim Shopping begleiten, wie in dieser ersten Phase der Verliebtheit. Und meine Herren, nie wieder im Verlauf Ihrer Partnerschaft werden Sie Ihre Partnerin so lustvoll erleben wie jetzt. Auch hierfür ist das männliche Sexualhormon Testosteron verantwortlich. In der Phase der Verliebtheit steigt dieses bei Frauen an und steigert somit die sexuelle Lust. Wissenschaftler interpretieren diese gegensätzliche Entwicklung als Versuch der Natur, die Geschlechter aneinander anzugleichen.

Durch intensiven und häufigen Körperkontakt wird sowohl bei Männern als auch bei Frauen der Botenstoff Oxytocin freigesetzt. Dieses „Kuschelhormon" hat von Anfang an einen positiven Einfluss auf die Bindung und das Vertrauen zweier Menschen. Mit der Länge einer Beziehung kann der Oxytocin-Spiegel schleichend sinken und eine Beziehung instabil werden lassen. Es gibt noch einige weitere Hormone und Botenstoffe, welche in der Phase der Verliebtheit kräftig mitmischen, aber die wichtigsten habe ich Ihnen erläutert.

Dabei ist es gar nicht meine Absicht, die Phase des Verliebtseins zu entzaubern. Noch weniger möchte ich resignierenden Ehepartnern eine Entschuldigung liefern, warum ihre Beziehung nicht mehr funktioniert. Denn Fakt ist natürlich, dass dieses chemische Durcheinander im Körper sich irgendwann einmal wieder normalisiert. Plötzlich sind der Zauber und die Euphorie verschwunden und wir finden uns in einer gefestigten Beziehung wieder, in der sich der Partner vollkommen unerwartet verändert.

Nun haben wir ja bereits festgestellt, dass Veränderungen grundsätzlich nichts Schlechtes sind, aber den meisten Menschen Unbehagen bereiten. So ist es auch in Beziehungen. Sie müssen lernen, mit diesen Veränderungen umzugehen! Akzeptieren Sie diese als etwas Positives! Wenn Sie, liebe Frauen, feststellen, dass Ihr Traummann beim Schlafen Geräusche macht und er plötzlich keine Lust mehr zu haben scheint auf lange intensive Gespräche oder Shoppingausflüge, dann wird es höchste Zeit, sich bewusst zu machen, welche Vorzüge Ihr Traummann wirklich hat. Und vergessen Sie bitte nicht, ihm diese Vorzüge zu nennen und ihn dafür zu loben. Und Sie, meine Herren, sollten sich darauf gefasst machen, dass ihre Traumfrau sich nicht damit zufrieden gibt, dass Sie sie erobert haben. Sondern jetzt müssen Sie ihr tagtäglich versichern, dass Sie die tollste und attraktivste Frau der Welt ist. Wenn Sie das versäumen, mutiert Ihre Traumfrau zu einer eifersüchtigen Hyäne, die jeden Ihrer Blicke auf eine andere Frau zum Hochverrat erklärt.

Und Achtung, meine Herren, solange Ihre Frau noch meckert und nörgelt, haben Sie eine Chance, das Ruder herumzureißen. Wenn Ihre Frau verstummt, sollten Sie nicht den Fehler machen, zu denken, alles sei super. Vielmehr sollten Sie jetzt Panik bekommen, denn in diesem Fall hat Ihre Frau innerlich gekündigt und sitzt zumindest gedanklich auf gepackten Koffern.

Aber lassen wir es doch nicht so weit kommen. Um es mit den Worten von Dr. Claudia Enkelmann zu sagen: „Die beste Beziehung die Sie haben können, ist die, die Sie gerade führen." Es gibt lediglich drei Ausnahmen, die eine Trennung rechtfertigen. Ein wirklich triftiger Grund für eine Trennung wäre jede Form von Gewalt in einer Beziehung, ein wiederholtes Lügen und Betrügen und jede Form von Suchterkrankungen, wenn der Betroffene nicht bereit ist, sich helfen zu lassen. Alle anderen Beziehungen sind es wert, gepflegt zu werden. An ihnen zu arbeiten ist ebenso wertvoll, wie an sich zu arbeiten. Außerdem ist Beziehungsarbeit ebenso als lebenslanger Prozess zu verstehen, wie Ihre Persönlichkeitsentwicklung.

Abschließend möchte ich zu diesem Thema neben dem Buch von Frau Dr. Enkelmann eine weitere Buchempfehlung abgeben. Ich habe dieses Buch schon in sehr jungen Jahren gelesen und war immer sehr dankbar um dieses Wissen. Der amerikanische Paartherapeut John Gray veröffentlichte 1992 sein Buch „Männer sind anders, Frauen auch". Seine nachvollziehbaren Analysen, anschaulichen Fallbeispiele sowie die Vorstellung erprobter Lösungsmodelle, machen dieses Buch zu einer wahren Gebrauchsanweisung im Umgang mit dem anderen Geschlecht. Dabei ist es so unterhaltsam geschrieben, dass man wirklich Tränen lachen kann. Ich darf Ihnen versichern, dass auch Sie sich in diesem Buch wiederfinden werden. Mittlerweile sind unzählige weitere Bücher von ihm veröffentlicht worden, die in 40 Sprachen übersetzt wurden und weltweit Millionenauflagen erreichten. Es lohnt sich also, bei Ihrem nächsten Stadtbummel in einem Buchladen einzukehren.

Ich möchte Sie ermutigen, sich intensiv mit Ihrer Beziehung zu beschäftigen. Reden Sie miteinander! Lesen Sie miteinander! Sprechen Sie über Ihre Träume und Visionen. Nichts schweißt in einer Partnerschaft mehr zusammen, als gemeinsame Ziele. Und wenn etwas nicht rundläuft, scheuen Sie sich nicht, Hilfe zu suchen. Ich kenne viele Paare, die heute sogar prophylaktisch einen Paartherapeuten aufsuchen – und eben nicht erst, wenn es knallt. Eine Therapeutin erzählte mir, dass es Paare gibt, die einmal im Jahr zu ihr kommen, um alles auf den Tisch zu packen, was so ansteht, um mit ihrer Hilfe nach Möglichkeiten und Wegen zur Lösung zu suchen. Eine tolle Idee, wie ich finde!

Ich wünsche Ihnen eine wunderbare gemeinsame Reise zu einer erfüllten Beziehung, denn letztendlich profitieren Ihre Kinder, Ihr Partner und nicht zuletzt Sie selbst davon!

Datum:

Was habe ich heute Positives erlebt?

Was kann ich Tolles über meine Familie sagen?

Welche Veränderungen konnte ich bewirken?

Welche Veränderungen möchte ich in den nächsten Tagen herbei führen?

Meine heutige Tagesstatistik

Wie sahen meine Emotionen im Laufe des Tages aus?

euphorisch

super

gut

neutral

| 1 | 2 | 3 | 4 | 5 | 6 | 7 | 8 | 9 | 10 | 11 | 12 | 13 | 14 | 15 | 16 | 17 | 18 | 19 | 20 | 21 | 22 | 23 | 24 |

schlecht

mies

katastrophal

Bei wieviel Prozent lag mein ...

| 0% | 100% | | 0% | 100% |

Energielevel?   Entspannungsgefühl?

Wann habe ich heute ...

gegessen?

geschlafen?

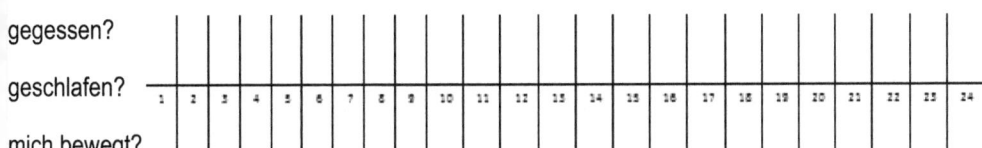

| 1 | 2 | 3 | 4 | 5 | 6 | 7 | 8 | 9 | 10 | 11 | 12 | 13 | 14 | 15 | 16 | 17 | 18 | 19 | 20 | 21 | 22 | 23 | 24 |

mich bewegt?

So sieht unser Tag in Bildern aus:

Datum:

Was habe ich heute Positives erlebt?

Was kann ich Tolles über meine Familie sagen?

Welche Veränderungen konnte ich bewirken?

Welche Veränderungen möchte ich in den nächsten Tagen herbei führen?

Meine heutige Tagesstatistik

Wie sahen meine Emotionen im Laufe des Tages aus?

euphorisch

super

gut

neutral

| 1 | 2 | 3 | 4 | 5 | 6 | 7 | 8 | 9 | 10 | 11 | 12 | 13 | 14 | 15 | 16 | 17 | 18 | 19 | 20 | 21 | 22 | 23 | 24 |

schlecht

mies

katastrophal

Bei wieviel Prozent lag mein ...

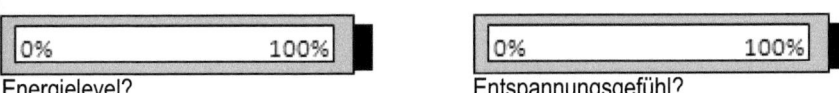

0%   100%   0%   100%

Energielevel?   Entspannungsgefühl?

Wann habe ich heute ...

gegessen?

geschlafen?

mich bewegt?

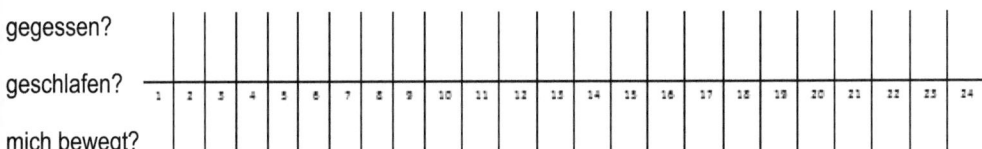

| 1 | 2 | 3 | 4 | 5 | 6 | 7 | 8 | 9 | 10 | 11 | 12 | 13 | 14 | 15 | 16 | 17 | 18 | 19 | 20 | 21 | 22 | 23 | 24 |

So sieht unser Tag in Bildern aus:

Datum:

Was habe ich heute Positives erlebt?

Was kann ich Tolles über meine Familie sagen?

Welche Veränderungen konnte ich bewirken?

Welche Veränderungen möchte ich in den nächsten Tagen herbei führen?

Meine heutige Tagesstatistik

Wie sahen meine Emotionen im Laufe des Tages aus?

euphorisch

super

gut

neutral

| 1 | 2 | 3 | 4 | 5 | 6 | 7 | 8 | 9 | 10 | 11 | 12 | 13 | 14 | 15 | 16 | 17 | 18 | 19 | 20 | 21 | 22 | 23 | 24 |

schlecht

mies

katastrophal

Bei wieviel Prozent lag mein ...

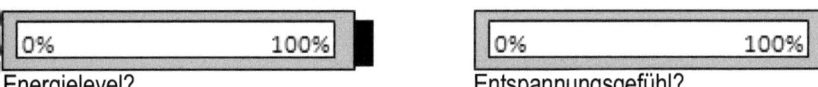

0%   100%   0%   100%

Energielevel?   Entspannungsgefühl?

Wann habe ich heute ...

gegessen?

geschlafen?

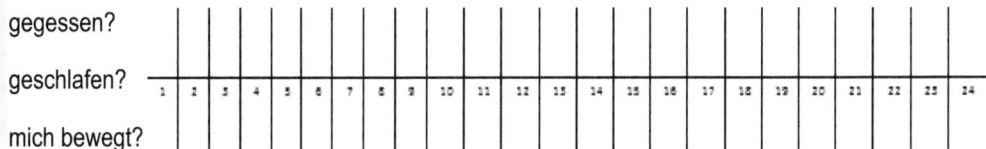

| 1 | 2 | 3 | 4 | 5 | 6 | 7 | 8 | 9 | 10 | 11 | 12 | 13 | 14 | 15 | 16 | 17 | 18 | 19 | 20 | 21 | 22 | 23 | 24 |

mich bewegt?

So sieht unser Tag in Bildern aus:

Datum:

Was habe ich heute Positives erlebt?

Was kann ich Tolles über meine Familie sagen?

Welche Veränderungen konnte ich bewirken?

Welche Veränderungen möchte ich in den nächsten Tagen herbei führen?

Meine heutige Tagesstatistik

Wie sahen meine Emotionen im Laufe des Tages aus?

euphorisch

super

gut

neutral   1   2   3   4   5   6   7   8   9   10   11   12   13   14   15   16   17   18   19   20   21   22   23   24

schlecht

mies

katastrophal

Bei wieviel Prozent lag mein ...

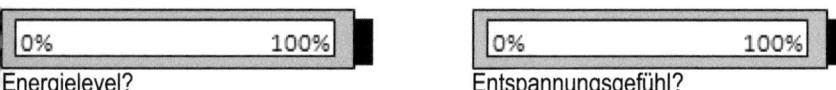

0% 100%		0% 100%

Energielevel?   Entspannungsgefühl?

Wann habe ich heute ...

gegessen?

geschlafen?   1   2   3   4   5   6   7   8   9   10   11   12   13   14   15   16   17   18   19   20   21   22   23   24

mich bewegt?

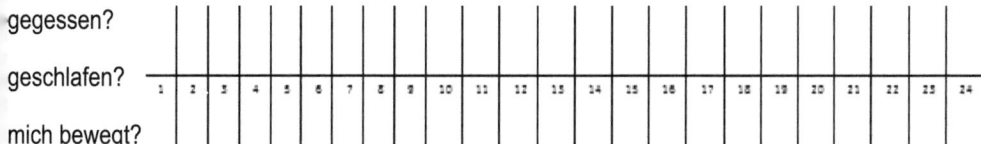

So sieht unser Tag in Bildern aus:

Datum:

Was habe ich heute Positives erlebt?

Was kann ich Tolles über meine Familie sagen?

Welche Veränderungen konnte ich bewirken?

Welche Veränderungen möchte ich in den nächsten Tagen herbei führen?

Meine heutige Tagesstatistik

Wie sahen meine Emotionen im Laufe des Tages aus?

euphorisch																								
super																								
gut																								
neutral	1	2	3	4	5	6	7	8	9	10	11	12	13	14	15	16	17	18	19	20	21	22	23	24
schlecht																								
mies																								
katastrophal																								

Bei wieviel Prozent lag mein …

0%	100%		0%	100%

Energielevel?   Entspannungsgefühl?

Wann habe ich heute …

gegessen?																								
geschlafen?	1	2	3	4	5	6	7	8	9	10	11	12	13	14	15	16	17	18	19	20	21	22	23	24
mich bewegt?																								

So sieht unser Tag in Bildern aus:

Datum:

Was habe ich heute Positives erlebt?

Was kann ich Tolles über meine Familie sagen?

Welche Veränderungen konnte ich bewirken?

Welche Veränderungen möchte ich in den nächsten Tagen herbei führen?

Meine heutige Tagesstatistik

Wie sahen meine Emotionen im Laufe des Tages aus?

euphorisch

super

gut

neutral

schlecht

mies

katastrophal

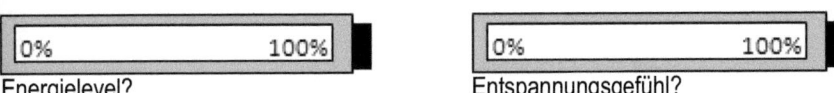

1 2 3 4 5 6 7 8 9 10 11 12 13 14 15 16 17 18 19 20 21 22 23 24

Bei wieviel Prozent lag mein ...

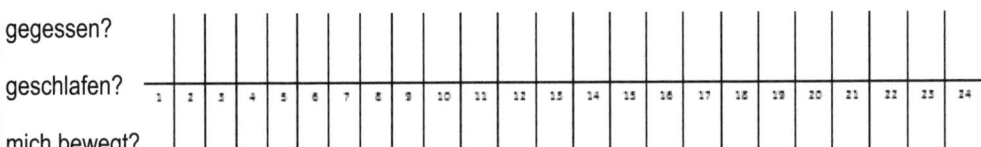

0%	100%		0%	100%

Energielevel?   Entspannungsgefühl?

Wann habe ich heute ...

gegessen?

geschlafen?

mich bewegt?

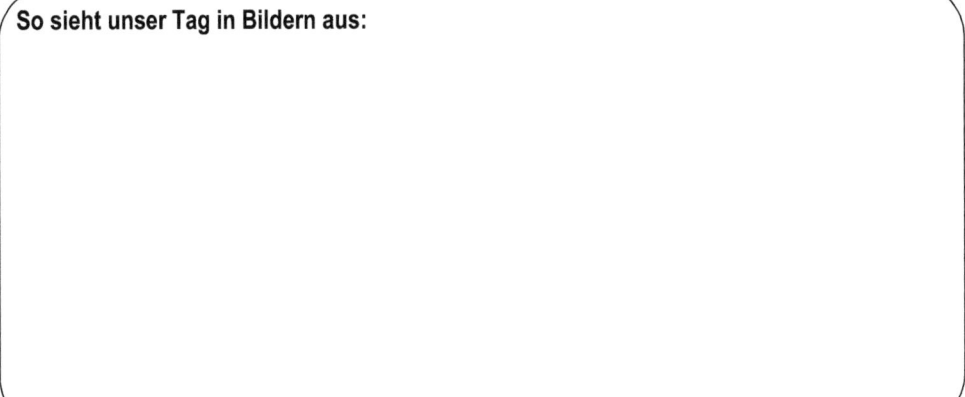

1 2 3 4 5 6 7 8 9 10 11 12 13 14 15 16 17 18 19 20 21 22 23 24

So sieht unser Tag in Bildern aus:

Datum:

Was habe ich heute Positives erlebt?

Was kann ich Tolles über meine Familie sagen?

Welche Veränderungen konnte ich bewirken?

Welche Veränderungen möchte ich in den nächsten Tagen herbei führen?

Meine heutige Tagesstatistik

Wie sahen meine Emotionen im Laufe des Tages aus?

euphorisch	
super	
gut	
neutral	1 2 3 4 5 6 7 8 9 10 11 12 13 14 15 16 17 18 19 20 21 22 23 24
schlecht	
mies	
katastrophal	

Bei wieviel Prozent lag mein ...

0% 100%	0% 100%
Energielevel?	Entspannungsgefühl?

Wann habe ich heute ...

gegessen?	
geschlafen?	1 2 3 4 5 6 7 8 9 10 11 12 13 14 15 16 17 18 19 20 21 22 23 24
mich bewegt?	

So sieht unser Tag in Bildern aus:

Wochenrückblick – die dritte Woche nach der Kur

Meine 3 tollsten Erlebnisse/Eindrücke der vergangenen Woche:

1._____

_____

2._____

_____

3._____

_____

Wie geht es mir?

_____

_____

_____

_____

_____

Raum für eigene Gedanken:

_____

_____

_____

_____

_____

_____

_____

Das Leben besteht zu 10 Prozent daraus, was Dir passiert und zu 90 Prozent daraus, wie Du darauf reagierst.

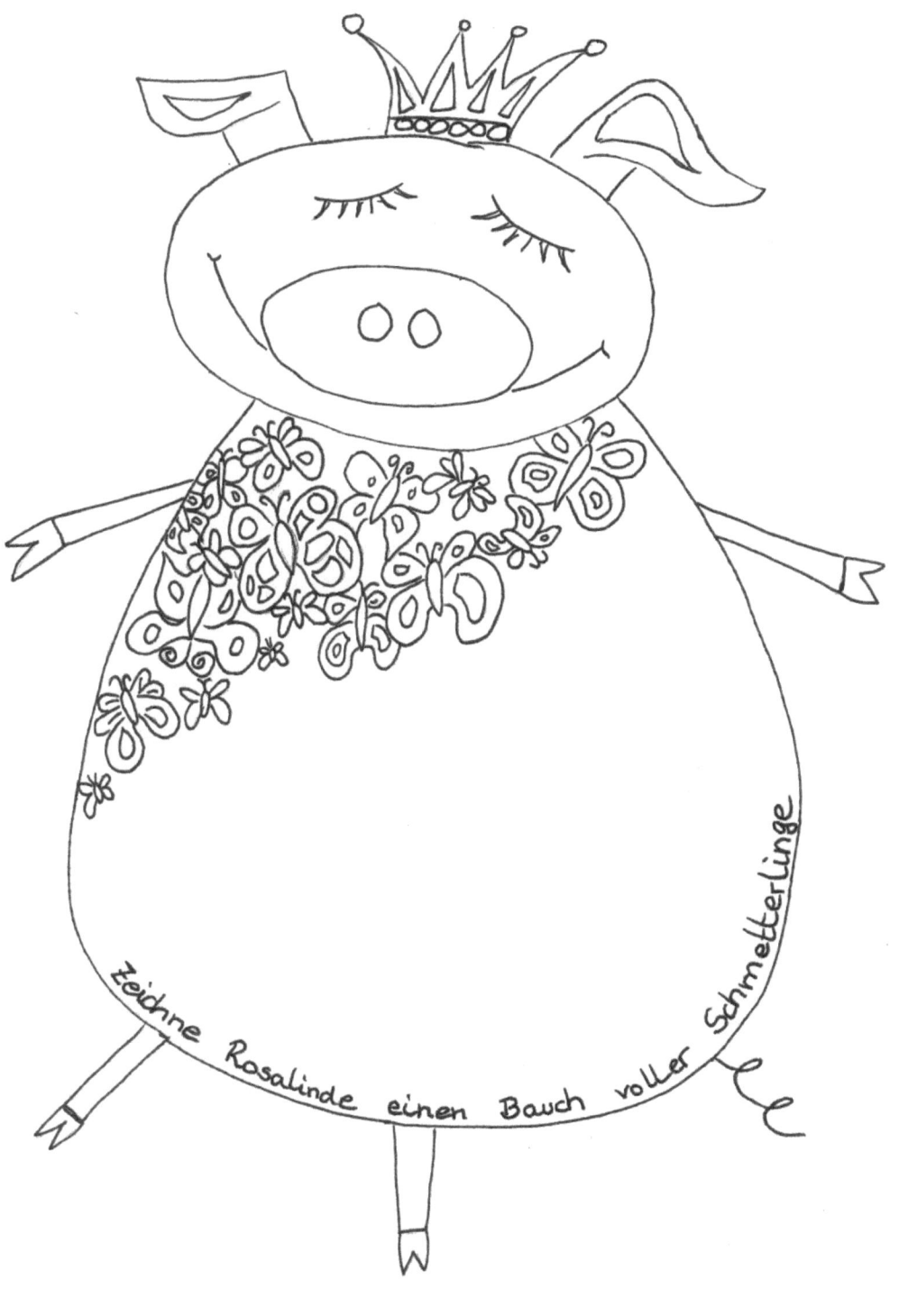

zeichne Rosalinde einen Bauch voller Schmetterlinge

Was ich meinem Partner, meiner Partnerin schon immer einmal sagen wollte...

Was Ihr Partner, Ihre Partnerin Ihnen wohl schon immer einmal sagen wollte...

Datum:

Was habe ich heute Positives erlebt?

Was kann ich Tolles über meine Familie sagen?

Welche Veränderungen konnte ich bewirken?

Welche Veränderungen möchte ich in den nächsten Tagen herbei führen?

Meine heutige Tagesstatistik

Wie sahen meine Emotionen im Laufe des Tages aus?

euphorisch

super

gut

neutral

| 1 | 2 | 3 | 4 | 5 | 6 | 7 | 8 | 9 | 10 | 11 | 12 | 13 | 14 | 15 | 16 | 17 | 18 | 19 | 20 | 21 | 22 | 23 | 24 |

schlecht

mies

katastrophal

Bei wieviel Prozent lag mein ...

| 0% | 100% |

Energielevel?

| 0% | 100% |

Entspannungsgefühl?

Wann habe ich heute ...

gegessen?

geschlafen?

| 1 | 2 | 3 | 4 | 5 | 6 | 7 | 8 | 9 | 10 | 11 | 12 | 13 | 14 | 15 | 16 | 17 | 18 | 19 | 20 | 21 | 22 | 23 | 24 |

mich bewegt?

So sieht unser Tag in Bildern aus:

Datum:

Was habe ich heute Positives erlebt?

Was kann ich Tolles über meine Familie sagen?

Welche Veränderungen konnte ich bewirken?

Welche Veränderungen möchte ich in den nächsten Tagen herbei führen?

Meine heutige Tagesstatistik

Wie sahen meine Emotionen im Laufe des Tages aus?

	1	2	3	4	5	6	7	8	9	10	11	12	13	14	15	16	17	18	19	20	21	22	23	24
euphorisch																								
super																								
gut																								
neutral																								
schlecht																								
mies																								
katastrophal																								

Bei wieviel Prozent lag mein ...

0%	100%

Energielevel?

0%	100%

Entspannungsgefühl?

Wann habe ich heute ...

	1	2	3	4	5	6	7	8	9	10	11	12	13	14	15	16	17	18	19	20	21	22	23	24
gegessen?																								
geschlafen?																								
mich bewegt?																								

So sieht unser Tag in Bildern aus:

Datum:

Was habe ich heute Positives erlebt?

Was kann ich Tolles über meine Familie sagen?

Welche Veränderungen konnte ich bewirken?

Welche Veränderungen möchte ich in den nächsten Tagen herbei führen?

Meine heutige Tagesstatistik

Wie sahen meine Emotionen im Laufe des Tages aus?

	1	2	3	4	5	6	7	8	9	10	11	12	13	14	15	16	17	18	19	20	21	22	23	24

euphorisch

super

gut

neutral

schlecht

mies

katastrophal

Bei wieviel Prozent lag mein ...

0%	100%

Energielevel?

0%	100%

Entspannungsgefühl?

Wann habe ich heute ...

	1	2	3	4	5	6	7	8	9	10	11	12	13	14	15	16	17	18	19	20	21	22	23	24

gegessen?

geschlafen?

mich bewegt?

So sieht unser Tag in Bildern aus:

Datum:

Was habe ich heute Positives erlebt?

Was kann ich Tolles über meine Familie sagen?

Welche Veränderungen konnte ich bewirken?

Welche Veränderungen möchte ich in den nächsten Tagen herbei führen?

Meine heutige Tagesstatistik

Wie sahen meine Emotionen im Laufe des Tages aus?

euphorisch

super

gut

neutral

	1	2	3	4	5	6	7	8	9	10	11	12	13	14	15	16	17	18	19	20	21	22	23	24

schlecht

mies

katastrophal

Bei wieviel Prozent lag mein ...

0%	100%

Energielevel?

0%	100%

Entspannungsgefühl?

Wann habe ich heute ...

gegessen?

geschlafen?

	1	2	3	4	5	6	7	8	9	10	11	12	13	14	15	16	17	18	19	20	21	22	23	24

mich bewegt?

So sieht unser Tag in Bildern aus:

Datum:

Was habe ich heute Positives erlebt?

Was kann ich Tolles über meine Familie sagen?

Welche Veränderungen konnte ich bewirken?

Welche Veränderungen möchte ich in den nächsten Tagen herbei führen?

Meine heutige Tagesstatistik

Wie sahen meine Emotionen im Laufe des Tages aus?

euphorisch

super

gut

neutral

1 2 3 4 5 6 7 8 9 10 11 12 13 14 15 16 17 18 19 20 21 22 23 24

schlecht

mies

katastrophal

Bei wieviel Prozent lag mein ...

0%	100%

Energielevel?

0%	100%

Entspannungsgefühl?

Wann habe ich heute ...

gegessen?

geschlafen?

1 2 3 4 5 6 7 8 9 10 11 12 13 14 15 16 17 18 19 20 21 22 23 24

mich bewegt?

So sieht unser Tag in Bildern aus:

Datum:

Was habe ich heute Positives erlebt?

Was kann ich Tolles über meine Familie sagen?

Welche Veränderungen konnte ich bewirken?

Welche Veränderungen möchte ich in den nächsten Tagen herbei führen?

Meine heutige Tagesstatistik

Wie sahen meine Emotionen im Laufe des Tages aus?

euphorisch

super

gut

neutral

schlecht

mies

katastrophal

1 2 3 4 5 6 7 8 9 10 11 12 13 14 15 16 17 18 19 20 21 22 23 24

Bei wieviel Prozent lag mein ...

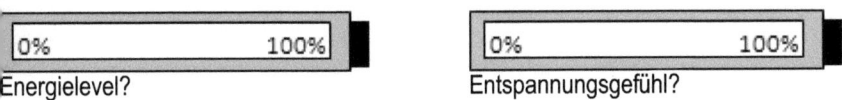

0%	100%

Energielevel?

0%	100%

Entspannungsgefühl?

Wann habe ich heute ...

gegessen?

geschlafen?

mich bewegt?

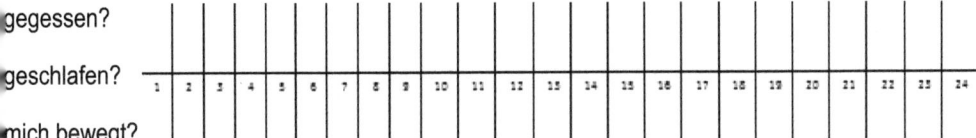

1 2 3 4 5 6 7 8 9 10 11 12 13 14 15 16 17 18 19 20 21 22 23 24

So sieht unser Tag in Bildern aus:

Datum:

Was habe ich heute Positives erlebt?

Was kann ich Tolles über meine Familie sagen?

Welche Veränderungen konnte ich bewirken?

Welche Veränderungen möchte ich in den nächsten Tagen herbei führen?

Meine heutige Tagesstatistik

Wie sahen meine Emotionen im Laufe des Tages aus?

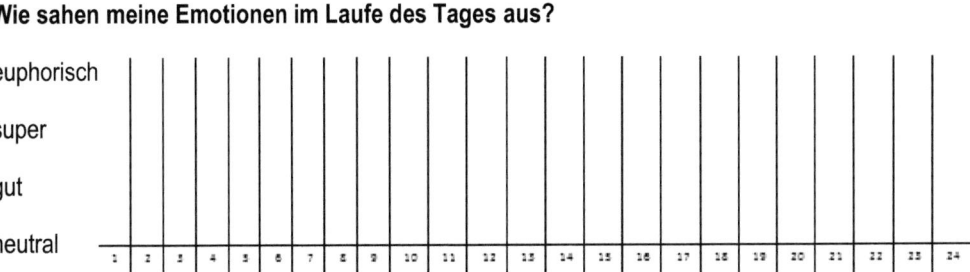

euphorisch

super

gut

neutral

schlecht

mies

katastrophal

Bei wieviel Prozent lag mein ...

| 0% | 100% |

Energielevel?

| 0% | 100% |

Entspannungsgefühl?

Wann habe ich heute ...

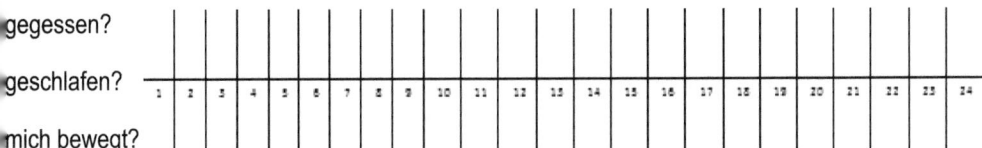

gegessen?

geschlafen?

mich bewegt?

So sieht unser Tag in Bildern aus:

Wochenrückblick – die vierte Woche nach der Kur

Meine 3 tollsten Erlebnisse/Eindrücke der vergangenen Woche:

1._____

_____

2._____

_____

3._____

_____

Wie geht es mir?

_____

_____

_____

_____

_____

_____

Raum für eigene Gedanken:

_____

_____

_____

_____

_____

_____

_____

_____

Einsichten, Gedanken, Gefühle, Träume, Wünsche, Ziele

....dann sind Sie Mutter. Sorry, liebe Väter! Diese kleinen, zarten und zerbrechlichen Wesen haben eine derart große Macht über uns, dass man dies kaum in Worte fassen kann. In dem Moment in dem wir spüren, dass sich das Leben in uns regt, ab diesem Moment sind wir Mütter verloren. Mein Sohn ist heute nicht mehr wirklich klein, zart und zerbrechlich, und doch erliege ich seinem Charme genauso wie damals bei seiner Geburt.

Ich möchte im letzten Impuls dieses Mutter (Vater) – Kind – Kurtagebuches auf unsere Kinder zu sprechen kommen. Diese kleinen, oft nervigen Biester, die uns zur Weißglut bringen können und doch das Liebste sind, was wir haben. Für sie würden wir durch die Hölle gehen, auch wenn wir das ihnen gegenüber nie zugeben dürfen – oder vielleicht doch?! Sagen Sie es Ihnen! Lassen Sie Ihre Kinder nie auch nur einen Moment an Ihrer Liebe zweifeln. Auch wenn manche Pädagogen und Psychologen vielleicht anderer Meinung sind, ich denke, es kann gar nicht zu viel Liebe geben. Und schließlich kommt es darauf an, wie Sie Ihre Liebe zeigen! Ich möchte Sie definitiv nicht(!) ermutigen, Ihren Kindern jeden Wunsch zu erfüllen, alles durchgehen zu lassen und Sie zu kleinen tyrannischen Prinzen und Prinzessinnen zu verziehen. Aber ich möchte Sie ermutigen, Ihrer Liebe verbal Ausdruck zu verleihen. Nehmen Sie diese kleinen Menschen so oft Sie nur können in den Arm. Seien Sie streng und konsequent, aber seien Sie versöhnlich und verbindlich. Fordern und fördern Sie Ihre Kinder, aber vergessen Sie nie den Spaß und die Freude dabei. Sagen Sie Ihrem Kind bei jedem Abschied, dass Sie es lieben und bei jeder Begrüßung, dass Sie froh sind, dass es wieder da ist!

Mein Sohn ist bereits neun Jahre alt. Jeden Morgen wenn er zur Schule geht, bekommt er einen Kuss verbunden mit dem Satz: „Ich liebe Dich!". In der Öffentlichkeit bereiten ihm die Küsse merklich Unbehagen, weshalb ich heute immer öfter darauf verzichte. Umso wichtiger ist es, uns gegenseitig zu sagen, dass wir uns lieben. Auf diesen Satz wollen wir beide nicht verzichten. Dafür muss man sich auch nicht schämen! Ich habe meinem Sohn einfach frühzeitig erklärt, dass es ein großes Glück ist, jemanden zu haben, der einen bedingungslos liebt. Geben Sie derartige Werte weiter! Unsere Kinder brauchen das in unserer hektischen, schnelllebigen und unverbindlichen Gesellschaft mehr denn je. Je mehr Liebe sie in sich tragen, desto mehr können sie zu stärkeren Persönlichkeiten werden. Das Vertrauen auf Ihre Liebe macht Ihre Kinder stark und unverletzbar.

Neben Ihrer Liebe schenken Sie Ihren Kindern bitte Zeit! Ich hatte bereits in einem vorangegangenen Impuls über den Wert von Zeit gesprochen. Sie ist vergänglich, nicht wiederbringbar und das eigentliche Gold auf dieser Welt. Nichts kann gemeinsame Zeit mit Ihren Kindern ersetzen. Kindern ist egal, ob Sie in einem Haus leben oder in einer Mietwohnung. Ihnen ist egal, ob Sie den neuesten SUV fahren oder einen Kleinwagen. Für Kinder macht es keinen Unterschied, ob Sie einen 5-Sterne-Cluburlaub machen oder Campen gehen. Was für sie zählt, ist gemeinsame Zeit. Daran sollten Sie denken, wenn Sie das nächste Mal eine Überstunde machen oder Ihre Kinder auf ihr Zimmer schicken, damit Sie drei Stunden das Haus putzen können. Wenn ein ordentlicher Haushalt weit oben auf Ihrer Prioritätenliste steht, schrauben Sie Ihre Ansprüche an den Ordnungsfaktor ein klein wenig zurück und veranstalten Sie mit den Kindern ein Putzevent, welches Sie als Abenteuer tarnen. Bei uns ist ein solches einmal vollkommen entartet und wir haben die komplette Wohnung unter Wasser gesetzt. Egal! Der Spaß war unbezahlbar! Wir haben hinterher alle zusammen den Schaden behoben und gut. Die Erinnerung daran bleibt uns ewig erhalten. Dies sind die Momente, von denen Sie in mageren Zeiten zehren werden. Ihre Kinder lernen so, Ihnen grenzenloses Vertrauen zu schenken. Dies wird sich in schwierigen Zeiten auszahlen. Verzichten Sie darauf, Ihre eventuelle Überarbeitung und Erschöpfung zu begründen mit: „Das tue ich alles für Euch. Ihr sollt es einmal besser haben!" Diese Aussage ist ein ganz großer Betrug, an sich selbst und an seinen Kindern. Denn hier versucht man lediglich, seine eigene Anspruchshaltung zu rechtfertigen.

Ich wünsche Ihnen mit Ihren Kindern wunderbare Gedanken, zauberhafte Momente und viel, viel Spaß! Zeit und Liebe sind die wertvollsten Geschenke, die Sie ihnen machen können. Geben Sie reichlich davon und Sie werden selbst unendlich reich!

Was ich meinem Kind, meinen Kindern schon immer einmal sagen wollte…

_____

_____

_____

_____

_____

_____

_____

_____

_____

_____

_____

_____

_____

_____

_____

_____

_____

_____

_____

_____

_____

_____

_____

_____

_____

_____

Was mein Kind, meine Kinder mir schon immer einmal sagen wollten...

Erinnerungen 1

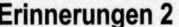

Erinnerungen 2

Mein persönlicher Kurerfolg

Mein persönlicher Kurerfolg 2

Rezepte 1

Sportübungen 1

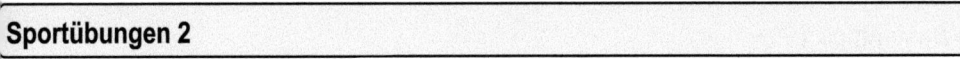

Basteltipps 1

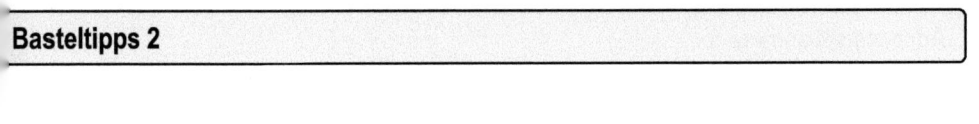

Basteltipps 2

Adressen/Kontakte 2

Nachwort

Tja, was kann ich nun noch sagen? Dieses Mutter (Vater) – Kind – Kurtagebuch ist de Versuch gewesen, Themen der Persönlichkeitsentwicklung und Lebensentfaltung für Si näher zu beleuchten sowie Anregungen und Impulse zu geben. Ich hoffe, Sie konnte damit etwas anfangen. Ich für meinen Teil kann sagen, dass es mir eine wirklich Herzensangelegenheit war, Sie durch diese Zeit zu begleiten.

Ich möchte Sie ermutigen, auch weiterhin groß zu denken. Arbeiten Sie daran, ei selbstbestimmtes und erfülltes Leben zu leben, denn dies ist der Weg zu Zufriedenheit un Glück. Sie selbst sind dafür verantwortlich. Nicht Andere, nicht Umstände ode Gegebenheiten. Nur Sie! Scheuen Sie sich nicht, Hilfe zu suchen, wenn Sie einmal nich weiter wissen oder den Faden verloren haben. Es gibt gute Coaches un Persönlichkeitstrainer da draußen, bei denen Sie in guten Händen sind. Denken Sie daran Laien versuchen, Profis arbeiten mit Coaches!

Und vergessen Sie niemals, dass das wichtigste Gut Ihre (Lebens)Zeit ist! Nicht Geld, ei Haus, ein Auto, schicke Kleider oder teurer Schmuck. Zeit ist unwiederbringlich. Jede vergangene Sekunde bleibt vergangen. Nie werden wir sie zurückholen können. Als nutzen Sie sie. Nehmen Sie sich Zeit für die Liebe zu Ihrem Partner und Ihren Kinder Zeit für Familie und Freunde. Zeit für sich selbst! Schaffen Sie nicht nur Wohlstand sondern vor allem Erinnerungen. Bedenken Sie, dass niemand sagen kann, wieviel un davon uns bleibt. An was sollen sich Ihre Kinder einmal erinnern? An Haus und Auto Oder doch eher an Schneeballschlachten, gemeinsame Spiele, tröstende Worte gesungene Lieder, Kuschelrunden und Lachanfälle!

Machen Sie aus Ihrem Leben das Beste! Ich wünsche Ihnen die Kraft, die Dinge z verändern, die Sie ändern können. Die Gelassenheit Dinge zu ertragen, die Sie nich ändern können - und die Weisheit, dass Eine vom Anderen zu unterscheiden!

Herzlichst Ihre Konstanze Nord

Das letzte Wort haben Sie....

☺

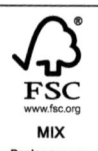

FSC
www.fsc.org
MIX
Papier aus ver-
antwortungsvollen
Quellen
Paper from
responsible sources
FSC® C105338